Karl-Heinz Pantke

Locked-In – Gefangen im eigenen Körper

W0228203

Für Christine,
der ich verdanke,
daß ich noch am Leben bin
und die Locked-in-Phase
verlassen konnte

Karl-Heinz Pantke

Locked-in
Gefangen im eigenen Körper

Die Deutsche Bibliothek – CIP-Einheitsaufnahme
Pantke, Karl-Heinz :
Locked-in : Gefangen im eigenen Körper / Karl-Heinz Pantke.
Frankfurt am Main : Mabuse-Verl., 2. Aufl. 2000
ISBN 3-933050-08-1

Mit freundlicher Unterstützung
der Deutschen Gesellschaft für Rehabilitation (DEGEMET),
der Stiftung Deutsche Schlaganfall-Hilfe,
dem Verband Physikalische Therapie (VPT) sowie
dem Deutschen Service-Ring

2. Auflage 2000
© 1999 by Mabuse-Verlag GmbH
Kasseler Str. 1a
60486 Frankfurt am Main
Tel.: 069-97 07 40 71
Fax: 069-70 41 52
www.oeko-net.de/mabuse/

Lektorat: Ulrike Weidner, Freiburg i. Brsg. und
Karin Griese, Mabuse-Verlag, Frankfurt am Main
Titelgraphik: Christine Kühn, Berlin
Satz: Thomas Welling, Mabuse-Verlag
Druck: FVA, Fuldaer Verlagsagentur GmbH, Fulda
ISBN 3-933050-08-1

Inhalt

nötig, um ein Glas Wasser zu trinken? * Wieviel
Krankheit erträgt der Mensch? * Weihnachten
1995 * Gründe für den positiven Krankheitsverlauf * Zum Umgang mit Krankheiten * 1940
* Zwei Jahre nach dem Infarkt * Die gelbe Karte

Vorwort

Ich habe im März 1995 einen Stamm- und Kleinhirninfarkt erlitten, hervorgerufen durch eine Basilaris-
thrombose*. Es handelt sich um eine schwere und
seltene Erkrankung, bei der praktisch alle Bereiche
des Gehirns, außer der Intelligenz, betroffen sind. Sie
beginnt mit der für mich schlimmsten vorstellbaren
Behinderung: einer Lähmung des gesamten Körpers.
Das Schlagen des Augenlides ist die einzige Möglichkeit der Kommunikation. Locked-in – im eigenen
Körper eingeschlossen.

Die Krankheit ist keinesfalls eine Alterserschei-
nung. Ich bin jetzt 43 Jahre alt. Vier Jahre nach dem
Infarkt kann ich – wenn auch mit starken Einschränkungen – wieder laufen und sprechen. Ich habe großes Glück gehabt.

Dies soll ein Text gegen die Ausweglosigkeit sein.
Zum einen möchte ich Patienten helfen, die sich in

---

* Medizinische Fachbegriffe werden im Anhang erklärt.

einer ähnlichen Lage befinden. Mögen sie durch dieses Buch Kraft schöpfen in einer ihnen hoffnungslos erscheinenden Situation. Zum anderen wünsche ich mir, daß diese seltende Erkrankung besser verstanden wird. Vielleicht kann mein Erfahrungsbericht dazu beitragen.

Die vorliegenden Texte sind weitgehend während meiner Krankheit zwischen August 1996 und Dezember 1997 entstanden. Sie wurden als wöchentliche Rundbriefe an Freunde, Bekannte und Personen, die mich behandelt haben, verschickt, um diesen Kreis an der Entwicklung der Krankheit und meiner Reflexion darüber teilhaben zu lassen.

Als ich das Manuskript zu diesem Buch geschrieben habe, war eine schwierige Aufgabe zu bewältigen. Ich wollte über die fortlaufenden Ereignisse im Zusammenhang mit der Erkrankung berichten und außerdem so wenig wie möglich an den Rundbriefen verändern.

So entfielen knapp ein Drittel der Briefe, die sich nur sehr indirekt auf die Krankheit bezogen. Es wurden Umbenennungen der Titel und Änderungen der Chronologie vorgenommen. Bemerkungen, die sich direkt auf den Krankheitsverlauf beziehen, sind in ihrer zeitlichen Abfolge belassen worden. Zwei Texte wurden von meiner ehemaligen Krankengymnastin Dagmar Papadimitriou und zwei von meiner Logopädin Astrid Kaiser überarbeitet.

Das Datum am jeweiligen Ende der Texte gibt den

Zeitpunkt des Entstehens an. Abgesehen von den überarbeiteten Texten sind lediglich Teile dieses Vorworts sowie einige wenige Texte während des Monats März 1998 entstanden. Berücksichtigt man die Überarbeitungen, so wird ein Zeitraum von drei Jahren nach dem Infarkt beschrieben.

Das Buch ist wie folgt aufgebaut: Das erste Kapitel erzählt die Krankengeschichte von März 1995 bis August 1996. Im August 1996 wurden erstmals die Rundbriefe verschickt, und von diesem Zeitpunkt an habe ich den Krankheitsverlauf tagebuchartig protokolliert – erkenntlich an den Bemerkungen unter »Übrigens«. Das Herzstück des Buches bilden die Kapitel zwei und drei, deren Texte größtenteils zwischen August 1996 und Mai 1997, also während der Behandlung im Evangelischen Geriatriezentrum Berlin und dem Zentrum für ambulante Rehabilitation (ZaR) entstanden sind. Die tagebuchartigen Aufzeichnungen geben folglich den Krankheitsverlauf über einen Zeitraum von knapp anderthalb Jahren wieder. Die Texte im vierten Kapitel sind, abgesehen von den überarbeiteten Texten, zwischen Mai und Dezember 1997 geschrieben worden.

Berlin-Schöneberg, März 1999

Karl-Heinz Pantke
Mansteinstr. 3
10783 Berlin

Der Anfang

Die Explosionen in meinem Kopf

Es war ein Sonntagabend im März, der sich durch nichts von anderen Sonntagabenden unterschied. Am späten Nachmittag noch waren meine Lebensgefährtin Christine und ich eine Kleinigkeit außerhalb Berlins in einem Lokal essen. Ich hatte also Stunden vor dem Stamm- und Kleinhirninfarkt nichts mehr gegessen, was wahrscheinlich mein Leben rettete, da ich sonst an Erbrochenem hätte ersticken können.

Wohl gegen 20 Uhr muß es passiert sein. Ich war gerade mit der Steuererklärung beschäftigt und überprüfte eine Addition in einem Formular, als mir sehr, sehr schlecht wurde. Dies waren die letzten Sekunden in einem anderen Leben. Ich beschloß, ins Bett zu gehen, weil ich annahm, daß dann die Übelkeit aufhören würde.

An den eigentlichen Infarkt erinnere ich mich sehr gut. Noch ist mir das Gefühl von Explosionen im Kopf gegenwärtig. Ich habe das Bewußtsein nicht – oder nur sehr kurzfristig – verloren und konnte meinen Körper verlassen. Ich nahm ihn unbekleidet und ohne jegliche geschlechtliche Merkmale wahr. Eine Lieblingsposition meines Körpers war, in diesem Zustand mit verschränkten Armen etwa im 30°-Winkel unter der Zimmerdecke zu schweben. Er konnte jede beliebige Stellung im Raum einnehmen. Er schwebte im Raum. Ich führe diese Beobachtungen aus Grenzbereichen der Medizin auf die erhöhte Produktion von körpereigenen Rauschmitteln zurück.

Eine schwere und lange Krankheit hatte begonnen, deren Verlauf mir das Gefühl gab, ich würde aus mehreren Personen bestehen, von denen mindestens eine nicht mehr am Leben war.

Man kann sich kaum meine Erleichterung vorstellen, als ich schließlich weit nach Mitternacht von Christine gefunden wurde. Ich hatte mehrere Stunden hilflos auf dem Bett zugebracht. Sie erkannte sofort, daß ich mich in einer lebensbedrohlichen Situation befand und rief den Notarzt.

Die Sanitäter riefen meinen Namen, worauf ich nicht in der Lage war zu antworten. Der Notarzt intubierte mich. Zu diesem Zeitpunkt war ich mir in keinster Weise bewußt, was mit mir geschehen war. Voller Naivität dachte ich, als man mich die Treppe runtertrug: »Ich bin ja gespannt, wie das weitergeht.«

Ich war bei vollem Bewußtsein, konnte aber keinerlei Kontakt mit der Außenwelt aufnehmen.

Im Notarztwagen wurde ich mit den Worten »und Exitus« für tot erklärt. Ich meine, es ist nur wenigen Menschen »vergönnt«, bei vollem Bewußtsein ihren eigenen »Tod« mitzuerleben. Keine schöne Vorstellung.

Sie brachten mich in ein Krankenhaus. In der gleichen Nacht wurde ich noch gründlich untersucht. Leider konnte ich aufgrund meines Zustandes bei den Untersuchungen nicht behilflich sein. So langsam wurde mir klar, was los war. Aber eigentlich wollte ich es auch nicht wirklich wissen.

Es begann eine Zeit, in der Traum und Realität nur schwer unterscheidbar waren. Was passiert ist, habe ich bald weitgehend verdrängt. Oft wünschte ich mir ein Erwachen aus diesem Alptraum.

September und November 1996

Locked-in

Ich bin dann doch nicht im Leichenschauhaus oder in der Pathologie gelandet, was ich auf Zufälligkeiten und den Einsatz meiner Lebensgefährtin zurückführe.

Ich war zur Statue, zur Salzsäule erstarrt. Ein wacher Geist fand sich in einem völlig gelähmten Körper gefangen.

In den ersten Tagen hat man mir aufgrund eines Behandlungsfehlers zu wenig Flüssigkeit zugeführt. Für den Rest meines Lebens wird mir das quälende Durstgefühl in Erinnerung bleiben. Wie macht sich ein Locked-in-Patient bemerkbar, der Durst hat?

Worüber ein Mensch in solch einer Situation nachdenkt? Sicherlich über vieles, nur nicht über seine Lage. Schlimm ist die Langeweile. Der Locked-in-Patient ist zur totalen Untätigkeit verdammt. Eine der schlimmsten aller Strafen. Ich habe versucht, in Gedanken etwas an einer Fachveröffentlichung zu arbeiten. Aber dem sind enge Grenzen gesetzt.

Die erste Phase der Krankheit ist zu schwer, um sie als real zu begreifen. Überhaupt wurde die Realität von mir in dieser Zeit nicht als solche wahrgenommen. Meine Welt war nicht die eines gesunden Menschen. Einzig der Kontakt mit Freunden und Bekannten holte mich in ihre Welt zurück. Diese Phase hat zwei bis drei Monate gedauert.

Einige Zeit nach dem Infarkt bot sich eine erste Möglichkeit der Kommunikation: die Bewegung der Augen. Später kommunizierte ich mit Hilfe einer Buchstabentafel. Mein erster Satz in diesem Leben lautete:»Was ist passiert?« Nicht, daß ich nicht gewußt hätte, was geschehen war, aber ich wollte es einfach von den Ärzten wissen.

Die Locked-in-Phase ist kurz, verglichen mit einer Krankheitsdauer von vielen Jahren. Trotzdem prägt das Locked-in-Syndrom den gesamten Krankheitsverlauf. Die Bewältigung der schweren Krankheit zwingt den Patienten in eine andere, in eine weitere Isolation. All sein Denken und Streben ist auf die Krankheit gerichtet. Ich bezeichne diesen Zustand als soziales Locked-in.

Januar 1997, überarbeitet im März 1998

Das Urban Krankenhaus

Nach dem Stamm- und Kleinhirninfarkt war ich durch den Notarzt in das Urban Krankenhaus eingeliefert worden, wo ich vom 26. März 1995, dem Beginn meiner Krankheit, bis zum 4. Juli 1995 behandelt wurde. Der neurologische Befund bei der Aufnahme: »Komatöser Patient, Maschinenatmung...« Glücklicherweise wurde schon nach Stunden die richtige Diagnose gestellt: »Locked-in-Syndrom bei Verdacht auf Zustand nach Basilaristhrombose«.

Die ersten zehn Tage habe ich auf der Intensivstation verbracht, wo ich beatmet wurde. Ich erlebte diese Zeit zumeist bei vollem Bewußtsein, obwohl man mir oft starke Medikamente gab, die phasenweise die Wahrnehmung beeinträchtigten. Christine durfte auch nachts bei mir bleiben, sobald ich die Intensivstation verlassen hatte, was mir wohl das Leben gerettet hat.

Während der ersten Tage habe ich einen Luftröhrenschnitt mit einer Trachealkanüle erhalten. An den genauen Zeitpunkt erinnere ich mich nicht mehr. Nur noch das äußerst unangenehme Gefühl des Erstikkens ist mir gegenwärtig, das durch den Luftröhrenschnitt mit der Kanüle etwas gelindert wurde.

Etwas später ersetzte die PEG-Sonde einen Schlauch im Hals, der einen starken Würgereiz erzeugt hatte.

In den ersten Wochen war an Schlafen ohne ein Schlafmittel nicht zu denken. Sicherlich spielte die ungewohnte Krankenhausumgebung eine Rolle, den Hauptgrund sehe ich aber woanders. Ich bin in meinem ersten Leben starker Raucher gewesen, und ich vermute, daß die Entzugserscheinungen dafür verantwortlich waren, daß ich nicht einschlafen konnte. Nach einigen Wochen war ein Schlafmittel dann nicht mehr notwendig.

Zunächst habe ich meine Umwelt unscharf wahrgenommen. Dieses Phänomen verschwand nach einigen Wochen. Es ist nicht zu verwechseln mit sogenannten Doppelbildern, die erst nach einigen Monaten verschwinden. Mittlerweile sind auch die Doppelbilder verschwunden, und die frühere Sehschärfe hat sich eingestellt. Bis heute ist mir eine eindeutige Ursache dieses Phänomens nicht klar. Folgende Möglichkeiten kommen in Frage. Erstens: Der für die Akkommodation nötige Muskel ist gelähmt. Zweitens: Die Akkommodation ist eine Fähigkeit, die erst erlernt werden muß. Ich bevorzuge die zweite Möglichkeit, da das Verschwinden einer Parese mehrere Monate bis Jahre dauert, diese Art von Fehlsichtigkeit aber nach einigen Wochen verschwand.

Ich wurde alle zwei Stunden gedreht, um zu verhindern, daß ich mich wundliege. Ich lag auf einer Spezialmatratze, die einer Luftmatratze ähnelte. Die Krankengymnastik und die Logopädie fanden größtenteils im Bett statt.

Für mehrere Stunden in der Woche kam eine Bekannte vorbei, mit der ich nach der Körperbewußtseinstherapie von Elsa Gindler und Frieda Goralewski übte. Hierbei wird unter anderem der Bewegungsapparat des Körpers in seinen Zusammenhängen – mit Hilfe gezielter Berührung – von innen erspürt.

Obwohl ich noch gar nicht sprechen konnte, erhielt ich auch schon eine logopädische Behandlung.

Ich atmete durch die Luftröhrenkanüle, so daß keinerlei Artikulation möglich war. Später wurde zwar die Luft durch den Rachen gelenkt, aber ich konnte mich dennoch nur durch Schreien artikulieren. Mit einer Luftröhrenkanüle wird verstärkt Schleim gebildet, der vom Personal abgesaugt werden muß. Deshalb hat der Patient immer noch oft das äußerst unangenehme Gefühl, keine Luft zu kriegen und zu ersticken. Und wenn sich die Kanüle querstellt, erstickt der Patient wirklich, falls nicht rechtzeitig Hilfe kommt.

Ich wurde über die PEG-Sonde künstlich ernährt, da ich nicht schlucken konnte. Später konnte ich wieder oral Nahrung zu mir nehmen, jedoch nur Brei, auf keinen Fall Brot oder Wasser. Die für die orale Nahrungsaufnahme und Sprache wichtige Zunge war fast vollständig gelähmt. Mit etwas Mühe konnte ich sie über die Zähne ausstrecken. Das Essen mußte mir eingegeben werden.

Der Urin verließ den Körper durch einen Katheter. Durch die Bauchdecke wurde der Darm massiert, um ihn wieder in Gang zu bringen. Stuhlgang hatte ich nach einem Einlauf einmal wöchentlich.

Da ich am ganzen Körper gelähmt war, wurden alltägliche Abläufe fast unmöglich. Um ein Bad zu nehmen, mußte ich mit einem Lifter in die Wanne gehoben werden.

Langsam ging die Lähmung zurück. Es war mir jedoch nicht möglich, das Bett aus eigener Kraft zu verlassen. Um mich vom Bett in den Rollstuhl umzusetzen, waren mindestens zwei Personen notwendig. An Gehen war nicht zu denken.

Ich konnte maximal eine Stunde am Stück im Rollstuhl verbringen. Längere Zeiträume waren aufgrund der Müdigkeit und Mattheit nicht möglich. Zum Umsetzen in den Rollstuhl kamen täglich Freunde und Bekannte in das Krankenhaus. Wegen der Lähmung wäre ich ohne Unterstützung in mich zusammengesackt.

In dieser hilflosen Situation war ich besonders auf den Kontakt zu vertrauten Menschen angewiesen. Da mein Gefühl durch den Hirninfarkt nicht direkt betroffen war, nahm ich Besuch als völlig normal wahr.

Ich habe zu dieser Zeit viel Radio gehört, das jemand für mich anstellen mußte. Auf keinen Fall hätte ich ein Buch lesen können, um mir die Langeweile zu vertreiben. Es wäre mir nicht möglich gewesen, die Seiten umzublättern.

Ab dem Zeitpunkt, an welchem ich wieder den rechten Arm bewegen konnte, kommunizierte ich mittels einer Buchstabentafel. So setzte ich mit den Fingern aus den Buchstaben Wörter und aus den Wörtern kleine Sätze zusammen.

In den letzten Tagen meines Aufenthaltes im Urban Krankenhaus wurde die Luftröhrenkanüle entfernt.

In einer älteren Version des Textes hatte ich zunächst bemängelt, daß das Personal oft gewechselt hat. Dabei gab es real außer der Urlaubsvertretung keinen Austausch von Personal. Trotzdem hat sich dieser Wechsel als sehr unangenehm in meinem Gedächtnis festgesetzt. Durch die Krankheit wurde ich in den Status eines Kleinkindes versetzt, das sehr abhängig ist von der betreuenden Person und jeden Wechsel als Störung wahrnimmt. Ich war im Körper eines Säuglings gestrandet.

Ich bin der Ärzteschaft und den aufopferungsvollen Schwestern und Pflegern dankbar, möchte aber trotzdem Kritik äußern, in der Hoffnung, daß diese als Verbesserungsvorschlag verstanden wird. Abgesehen von der Intensivstation war das Krankenhaus auf eine so schwere Krankheit logistisch nur mangelhaft eingestellt, was sich an Kleinigkeiten bemerkbar machte. Zum Beispiel war die Klingel, mit der man Hilfe herbeirufen konnte, viel zu schwergängig und damit für mich unbedienbar. Oder das Essen. Da ich nur schwer schlucken konnte, war ich auf breiige Nahrung angewiesen, was dazu führte, daß ich mehrere Monate vorwiegend von puddingartigen Süßspeisen ernährt wurde.

Diese Mängel könnten mit geringem Kostenaufwand behoben werden.

August 1997

Die Halluzinationen

Obwohl die Ereignisse schon einige Zeit zurückliegen, fällt es mir schwer, darüber zu berichten. Meine früheste Erinnerung an die Intensivstation war der Anschluß an eine Maschine, die meinen Herzschlag kontrollierte. Ich nahm den eigenen Herzschlag und das Echo der Maschine wahr. Jeder kennt das Gefühl, einen Alptraum zu haben, aus dem es kein Erwachen gibt. Ähnlich ging es mir. Bloß, daß der Alptraum Realität war. Das Grauen hatte schon lange begonnen.

Am Anfang meiner Krankheit habe ich Medikamente bekommen, wahrscheinlich Opiate oder andere sehr starke Arzneimittel, die zu schweren Bewußtseinsverschiebungen führen.

Den Aufenthalt, das Sterben und den Tod eines alten Mannes sowie den Abtransport seiner Leiche, habe ich auf der Intensivstation real erlebt, während es sich bei der anschließenden Beerdigung um eine Halluzination handelte. Im Moment des Erlebens sind Realität und Halluzination nicht zu unterscheiden, aber da es mir aufgrund des Locked-in-Syndroms nicht möglich war, das Bett zu verlassen, kann ich

jede Wahrnehmung, die außerhalb des Bettes statt-
fand, auf eine Halluzination zurückführen.

Die Halluzinationen waren farbig, mit Tönen un-
termalt und somit nicht oder kaum von der Wirklichkeit zu unterscheiden.

Sie lassen sich grob in drei Klassen einteilen. Die
erste Gruppe betraf Eisenbahnen, S-Bahnen und
Bahnhöfe. Ich war schon immer ein Eisenbahn-Fan,
so daß hier ein Bezug zur Wirklichkeit hergestellt war.
Die zweite Gruppe handelte von großen Hallen, in
denen das Fernsehen seine Produktionen für die Sil-
vesternacht unter arktischen Bedingungen mitten im
Sommer herstellen konnte. Ich weiß weder, ob es
solche Kühlhallen beim Fernsehen wirklich gibt, noch
habe ich irgendeine Beziehung zu ihnen. Trotz intensiven Nachdenkens ist es mir bislang nicht gelungen,
hier irgendeine Verbindung zu real Erlebtem herzu-
stellen. Die dritte Gruppe handelte von Personen und
Orten, die ich in jüngster Zeit besucht hatte. Die drei
Klassen überschnitten sich zum Teil, die Einteilung
ist recht willkürlich.

Halluzinationen, die zur ersten Klasse gehören,
waren längst verschwundene Bahnhöfe, wie der »An-
halter Bahnhof« und der »Potsdamer Bahnhof«, die
ich selbst nie kennengelernt habe. Sie sind vor meinen Augen aufgetaucht. Diese Bahnhöfe waren nach
heutigen Maßstäben mit modernster Technik ausge-
stattet. Insbesondere konnten einfahrende Züge mit
Hilfe einer Wasserhydraulik gebremst werden. Sehr

oft tauchte auch das Motiv der Berliner S-Bahn auf. Die S-Bahn funktionierte in den Außenbezirken im Bereich von Gewässern teilweise als Seilbahn. Ein kurioser Einfall, der sich wohl technisch kaum durchführen ließe. Ein S-Bahnhof war auf einer Insel errichtet. Das Besondere an diesem Bahnhof war, daß die Gleise mit auf dem Wasser schwimmenden Lampions gesperrt wurden und daß der Zugverkehr bei Nebel eingestellt wurde.

Die zweite Klasse von Halluzinationen nahm zeitlich den größten Raum ein. Es gab eine gewisse Überlappung mit der ersten Klasse, da der eben erwähnte Bahnhof direkt zu den ehemaligen »UFA-Studios« führte. Wie schon erwähnt, wurden hier unter anderem Filme für das Fernsehen in riesigen Kühlhallen gedreht. Die Produktion in diesen Hallen wurde eingestellt, als ein ehemaliger Bäckermeister den Einfall hatte, Eis durch Gelee zu ersetzen, um so tiefe Temperaturen vorzutäuschen. Obwohl in den Produktionsstätten eisige Kälte herrschte, durchströmte meinen ganzen Körper ein mir bis dahin unbekanntes Glücksgefühl, das ich nur schwer beschreiben kann.

Die dritte Klasse von Halluzinationen handelte von Orten, die mir vertraut waren. Hier tauchte auch meine letzte Arbeitsstelle auf, nur mit dem Unterschied, daß meine ehemaligen Kollegen als Ärzte verkleidet waren. Mein Unterbewußtsein verarbeitete offenbar den Infarkt, indem es annahm, man könnte von einem Gehirn wie von der Festplatte eines Computers ein »Back-up« herstellen und es beliebig vervielfältigen, wozu Computer auf meiner letzten Arbeitsstelle benutzt wurden. Ich hielt mich gerne in den Kellern meiner ehemaligen Arbeitsstätte auf, in denen das Abwasser nach pH-Werten getrennt gesammelt und aufbereitet wurde. Die Aufbereitung erfolgte merkwürdigerweise durch Verbrennung in riesigen Tonkörpern.

Alle Halluzinationen waren vermischt mit Trennungsängsten von Christine. Insbesondere nahm ich an, daß sie ein Verhältnis mit dem Notarzt hatte – eine absurde Vermutung.

Oktober 1997

Das Krankenhaus Zehlendorf

Er stellte sich vor und sagte: »Ich bin Oberarzt im Krankenhaus Zehlendorf. Ich will Sie nicht quälen, ich will Ihnen helfen. Bitte winkeln Sie das rechte und das linke Bein an«, worauf ich unter Mühen das rechte und linke Bein anwinkelte. Er beendete diese Konversation mit dem Satz: »Von mir aus haben Sie diesen kleinen Test bestanden.« So wurde ich nach meinem Aufenthalt im Urban Krankenhaus in das Krankenhaus Zehlendorf verlegt, wo ich ein halbes Jahr, vom 4. Juli 1995 bis zum 4. Januar 1996, gepflegt wurde.

Der Fachliteratur entnehme ich, daß das beschriebene Verfahren der persönlichen Begutachtung allgemein üblich ist, um zu vermeiden, daß die wenigen Plätze für Frührehabilitation blockiert werden von Patienten, die nicht rehabilitationsfähig sind, also reinen »Pflegefällen«. Für mich persönlich bedeutete die Pflege auf der Station, daß ich das Bett verlassen konnte, wurde ich doch jeden Morgen vom Personal angezogen und in den Rollstuhl gesetzt.

Es fällt schwer, einer außenstehenden Person ein Bild von meinem gesundheitlichen Zustand bei der

Einlieferung zu vermitteln. Auf mich selbst gestellt, wäre ich vor einem Krankenhaustablett voller Essen verhungert, weil ich nicht in der Lage war, die Abdekkung zu entfernen. Selbst einfachste Tätigkeiten bereiteten Schwierigkeiten. Verrichtungen wie Schuhe anziehen oder Zähne putzen waren unmöglich. Im Rollstuhl sitzend, lief mir der Speichel aus dem Mund.

Das Krankenhaus Zehlendorf und das Urban Krankenhaus gehen ganz unterschiedlich mit den Patienten um. Für den, der mit der Topographie Berlins vertraut ist, entspricht der Unterschied in etwa dem zwischen dem proletarisch-rauhen Kreuzberg und dem gutbürgerlich-freundlichen Zehlendorf. Dieser atmosphärische Unterschied wird von einem Patienten sofort wahrgenommen.

Die Station 17 des Krankenhauses Zehlendorf* befand sich in einem schmucklosen Gebäude aus den sechziger Jahren, war relativ klein und es herrschte eine qualvolle Enge. Ich schätze, daß maximal 30 bis 40 Patienten dort untergebracht werden konnten.

Die Station unterschied sich vom Rest des Krankenhauses. Hier versuchte man, die eher triste Krankenhausatmosphäre vergessen zu machen. Auch galten nicht die üblichen Besuchszeiten und das Kinderbesuchsverbot. Christine war oft bis nach 20 Uhr bei mir, ohne daß jemand Anstoß nahm. Hier war man gut auf den Schlaganfallpatienten und seine spezifi-

---

*   Sie wurde 1998 geschlossen.

sche Behinderung eingestellt. Dies merkte man an vielen Kleinigkeiten, die dem Patienten das Leben erleichtern sollten. Alle Spiegel auf der Station waren angekippt, die Tische so hoch, daß man mit dem Rollstuhl bequem darunterfahren konnte, und als Klingel wurde ein einfacher Kippschalter benutzt, der von mir bedienbar war. Das Personal war sehr gut geschult.

Zu Beginn meines Aufenthaltes habe ich keinen verständlichen Ton herausbekommen, gegen Ende war ich zumindest für geübte Ohren verständlich.

Häufiges Verschlucken war zunächst die Regel. Mehrmals hat mich das Personal »ins Leben« zurückgeholt, als ich zu ersticken drohte, nachdem ich mich verschluckt hatte.

Ich lernte das Waschen, Anziehen und Essen. Zum Essen wurde mir eine Plastikschürze umgebunden, damit ich mich nicht mit Nahrung beschmierte. In den ersten Wochen wurde der Urinkatheter entfernt und in den ersten Monaten die Ernährungssonde. Die Lähmungen gingen weiter zurück. Ungefähr im September 1995 konnte ich ohne Hilfe auf eigenen Beinen stehen. Auch gelang es mir, aus eigener Kraft von meinem Bett aufzustehen. Gehen war möglich, allerdings mußte ich mich hierzu rechts festhalten. Ich konnte maximal ein Stockwerk an Treppen bewältigen und knickte häufig um, besonders mit dem linken Fuß.

Das Stationspersonal achtete darauf, daß ich zwei

Liter pro Tag trank. Oral schaffte ich diese Menge nicht. Zum einen konnte ich diese Flüssigkeitsmenge wegen der Schluckbeschwerden nicht zu mir nehmen, zum anderen war durch den Infarkt die Kontrolle über den Schließmuskel der Blase verlorengegangen und jeder Schluck führte zu Harndrang. Ein Durstgefühl trat bei einem Mangel an Flüssigkeit jedoch nicht auf. Die Differenz zu zwei Litern wurde abends intravenös nachgegeben. Dieser Vorgang ist weder schmerzhaft noch körperlich unangenehm, trotzdem wurde mir in solchen Momenten das ganze Ausmaß der Schädigung bewußt.

Ein großes Problem war für mich die Müdigkeit. Die machte sich besonders störend bemerkbar, wenn mittags Therapien angesetzt waren und ich mich nicht mehr vorher hinlegen konnte. Gleich einem Säugling war ich auf sehr viel Schlaf angewiesen. Ich versuchte, jede Woche zehn Minuten länger aufzubleiben.

In dieser Einrichtung habe ich etwas gefunden, wofür mich meine Erkrankung empfänglich gemacht hat, was ich aber in anderen Einrichtungen oft vermißt habe: Fürsorge.

April und August 1997

Lieber Herr Dr.

Da ich zZ mich nur schlecht verbal äußern kann, jedoch im Vollbesitz meines Willens bin, gebe ich volgende Erklärung ab. Mir gefällt es hier sehr gut und ich möchte hierbleiben bis ich wieder lauten kann. Sie

haben mir den ersten Schritt aus der Hölle gewiesen, weitere werden folgen. ~~Sie~~
Ich werde Ihnen rechtzeitig Bescheid geben in welche Klinik, ich da nach gehe. Vielen Dank und mit freundlichen Grüßen

Dr. K.H. Pantke

Abb. 1: Brief an den Stationsleiter
Ungefähr Juli 1995 entstanden

Lieber Herr Dr. ***,
da ich z. Z. mich nur schlecht verbal äußern kann, jedoch
im Vollbesitz meines Willens bin, gebe ich vollgende Erklä-
rung ab. Mir gefällt es hier sehr gut, und ich möchte hier-
bleiben bis ich wieder laufen kann. Sie haben mir den er-
sten Schritt aus der Hölle gewiesen, weitere werden folgen.
Ich werde Ihnen rechtzeitig Bescheid geben in welche
Klinik, ich danach gehe. Vielen Dank und mit freund-
lichen Grüßen
Dr. K.-H. Pantke

Die Klinik Berlin

Die Klinik Berlin liegt inmitten einer sehr hübschen Parkanlage, etwa fünf Minuten Fußweg von der Havel entfernt. Es handelt sich um einen wuchtigen Neubau aus den siebziger oder achtziger Jahren. Bei der Innenausstattung hat man versucht, nicht an ein Krankenhaus zu erinnern. So hat das Ganze auch eher die Ausstrahlung eines Hotelbetriebes und nicht die einer Klinik. Mein Zimmer besaß einen eigenen Raum mit einer Dusche und Toilette. In der Klinik Berlin wurde ich vom 4. Januar bis zum 18. Juli 1996 behandelt. Voraussetzung für die Verlegung war, daß ich mich selbständig mit dem Rollstuhl auf einer Ebene fortbewegen konnte.

In der Klinik erhielt ich weiterhin alle drei Arten von Therapie – Logopädie, Ergotherapie und Krankengymnastik –, die an verschiedenen Orten des Gebäudes stattfanden. Oft bin ich mit dem Rollstuhl durch die langen Gänge gefahren.

An Wochentagen kam einmal täglich eine Therapeutin vorbei, die für den linken Arm ein spezielles Training durchführte. Nur selten vorher und nachher hatte ich wie bei ihr das Gefühl, daß Professionalität und Verständnis für meine Krankheit in einer Person vereinigt waren. Jede Bewegung wurde mehr als zehnmal durchgeführt, damit die Motorik vom Gehirn wieder erlernt werden konnte.

Mein linkes Bein wurde für insgesamt 11 Wochen eingegipst, um die Stellung des Fußes zu verbessern. Der Gips wurde später durch eine Schiene ersetzt, so daß ich mich mit einem Gehgestell fortbewegen konnte. Die Gewichtsübernahme durch das linke Bein war jedoch nicht vollständig. Häufig berührte die linke Ferse den Boden nicht. Meine Kräfte ließen es damals zu, in Begleitung und mit Hilfe des Gehgestells um die halbe Klinik zu gehen, wobei ich mich allerdings zwischendurch ausruhen mußte. Ich konnte wieder normale Nahrung zu mir nehmen, ohne mich zu verschlucken. Täglich habe ich das Sprechen geübt, indem ich eine Seite aus einem Buch oder in einer Zeitschrift laut vorgelesen habe.

Eher negativ hat sich bei mir ein Arzt eingeprägt, der mir unsere Wohnung im vierten Stock mit der Begründung, ich könnte die Treppen nicht bewältigen, ausreden wollte. Ich hielt dieses Vorgehen für recht unsinnig. Konnte ich die vier Stockwerke im Sommer 1995 nicht, im Sommer 1996 nur unter Aufbietung all meiner Kräfte bewältigen, so schaffe ich dies jetzt im Sommer 1997 mit dem Tempo eines alten Mannes. Wäre ich damals dem Rat gefolgt, so wäre es zweifelhaft, ob ich heute so viele Treppen meistern könnte.

Trotz dieses Erlebnisses ist die Klinik Berlin ein Ort, an den ich gerne zurückdenke.

August 1997

Abb. 2 (folgende Doppelseite):
Brief an den Stationsleiter, 1. 4. 1996

Sehr geehrter Dr. ***
Ich bin ein sehr verschlossener Typ, und meine schreck-
liche Krankheit hat dies Naturell eher noch verstärkt.
Da ich mich z. Z. nur unzureichend verbalisieren kann,
habe ich diesen Weg gewählt Ihnen eine Botschaft
mitzuteilen.
1) Ich hoffe, daß Sie nicht glauben, daß ich, wie der Volks-
mund so schön sagt ich »nicht alle Tassen im Schrank
habe«. Der Schlaganfall hat meine Intelligenz nicht
berührt. Die Verarbeitung einer so langen und schweren
Erkrankung hat naturgemäs zu heftigen Depressionen
geführt.
2) Es gefällt mir unter den gegebenen Umständen recht
gut in der Klinik Berlin. Ich bekomme hier eine ausge-
zeichnete Therapie, die auch benötige.
3) Die Heilung von meinem Leiden, daß eine unendliche
Zeit und Geduld erfordert mach sehr gute Fortschritte.
4) Ich möchte gern bleiben, bis ich wieder laufen kann.
5) Sollten sich finanzelle Probleme bei der Finanzierung
meines Aufenthaltes ergeben, so bitte ich, meine Lebens-
gefährtin oder mich rechtzeitig zu informieren.
Vielen Dank und mit freundlichen Grüßen

Karl-Heinz Pantke
(Zimmer 224 auf Station 5)

Sehr geehrter Dr. ████████ 7/4/96

Ich bin ein sehr verschlossener Typ, und meine schreckliche Krankheit hat dies Naturell eher noch verstärkt. Da ich mich z.Z. nur unzureichend verbalisieren kann, habe ich diesen Weg gewählt Ihnen eine Botschaft mitzuteilen.

1) Ich hoffe, daß Sie nicht glauben, daß ich, wie der Volksmund so schön sagt „ich" nicht alle Tassen im Schrank habe". Der Schlaganfall hat meine Intelligenz nicht berührt. Die Verarbeitung einer so langen und schweren Erkrankung hat naturgemäs zu heftigen Depressionen geführt.

2) Es gefällt mir unter den gegebenen Umständen recht gut in der Klinik. Berlin. Ich bekomme hier eine ausgezeichnete Therapie, die auch benötige

3) Die Heilung von meinem Leiden, daß eine unendliche Zeit und Geduld erfordet mach sehr gute Fortschritte.

4) Ich möchte gern bleiben, bis ich
wieder laufen kann.

5) Sollten sich finanzelle Probleme bei
der Finanzierung meines Aufenthaltes
ergeben, so bitte ich, mich oder
meine Lebensgefährtin rechtzeitig zu
informieren.

Vielen Dank und mit freudlichen
Grüßen

Karl-Heinz Panttke
(Zimmer 224 auf station 5)

Das Evangelische
Geriatriezentrum Berlin

Die Behandlung im Evangelischen Geriatriezentrum Berlin

Das Evangelische Geriatriezentrum Berlin liegt in Berlin-Reinickendorf auf einem Krankenhausgelände und ist gut von der Hektik der Großstadt abgeschirmt. Die Einrichtung befindet sich in zwei eingeschossigen Bauten aus der wilhelminischen Zeit, die durch eine neuzeitliche Vorhalle aus Glas verbunden sind. Hier wurde ich vom 25. Juli bis zum 16. Oktober 1996 behandelt. Für mich stellte die dortige Therapie den Übergang von der stationären zur ambulanten Behandlung dar. Ich wurde morgens zur Klinik gebracht und nachmittags wieder abgeholt.

Das Evangelische Geriatriezentrum wird sehr autoritär geführt. Dies hat zwar keinen direkten Einfluß auf die Behandlung des Patienten, ist aber dennoch deutlich spürbar. Unser Gesundheitswesen ist teilweise aus dem Lazarettwesen des letzten Jahrhunderts entstanden. Oft habe ich mir daher das Personal in Uniformen vorgestellt, wie es sich untereinander mit militärischen Dienstgraden anredet.

Der Aufenthalt im Evangelischen Geriatriezentrum Berlin sollte aus Kostengründen kurz gehalten werden. Während dies keinen Einfluß auf das Verhalten von Schwestern, Pflegern oder Ärzteschaft hatte, bestimmte es offenbar das Denken einiger Therapeuten.

Besonders ein Erlebnis blieb mir in negativer Erinnerung. Ein Psychologe wollte mir einreden, daß ich mich mit meinem gesundheitlichen Zustand abzufinden hätte. Heute leide ich unter Depressionen. Zu der Depression hat sich die völlig unbegründete Angst gesellt, er könnte Recht haben. Eine Angst, die ich vorher noch nie erlebt hatte. Mußte ich nicht genug während meiner Krankheit erleiden? Diese Behandlung hat aus einem Alptraum, den meine Krankheit darstellt, einen Horrortrip werden lassen.

Ich mache mir nichts vor. Die Depressionen wären auch gekommen, wenn ich dies nicht erlebt hätte. Aber sie wären dann wohl nicht so heftig ausgebrochen. Mit der Psyche eines Menschen verhält es sich wie mit der Rinde eines Baumes. Was hier eingeritzt wird, ist auch nach Jahrzehnten noch sichtbar. Der Körper gesundet schnell, die Psyche langsam; sie vernarbt. Während mein Therapeut unsere Sitzungen wahrscheinlich schon vergessen hat, werde ich noch einige Jahre, vielleicht den Rest meines Lebens an sie zurückdenken. Ich wußte nicht, daß Dantes Hölle so banale Formen annehmen kann.

Depression
dunkle Wolke
nicht aus dieser Welt
legt sich über dich
erdrückt dich
läßt jedes Problem riesengroß erscheinen
läßt dir keinen Ausweg
Depression

Nach meinem heftigen Protest und nachdem ich schriftlich angefragt hatte, ob es nicht eher zu den Aufgaben gehöre, mir Mut zu machen, eine so schwere Krankheit durchzustehen, wurden die Therapiesitzungen abgesetzt.

Ich will nicht undankbar sein, schließlich hat man mich hier behandelt. Aber ich stelle eine Rechnung auf, in der ich versuche, den Schaden, den man mir zugefügt hat, gegen den Nutzen aufzurechnen. Immerhin habe ich hier eine ausgezeichnete Krankengymnastik bekommen. Was bleibt unter dem Strich übrig? Ich weiß die Antwort wirklich nicht. Ich weiß nur eins, das Evangelische Geriatriezentrum Berlin ist ein Ort, an den ich krankheitsbedingt nicht zurückkehren möchte.

September 1997

Moderner Zeitgeist

Ich glaube, daß die unendliche Geduld, welche die Behandlung meiner Krankheit braucht, in unserer Gesellschaft nicht sehr verbreitet ist, und daß meine Krankheit und diese schnellebige Gesellschaft nichts gemeinsam haben. Sicherlich ist die Ungeduld das, was ich am meisten fürchte. Es scheint, als hätten die Menschen vergessen, daß sie selbst ungefähr ein Jahr benötigt haben, um laufen und sprechen zu lernen, und daß unser Gehirn extrem langsam lernt. Ich werde sicherlich unter erschwerten Rahmenbedingungen mindestens ähnlich lange benötigen.

Übrigens: Zuhause übe ich täglich unter Aufsicht mit der Gehhilfe.

August 1996

Drei therapeutische Sitzungen
mit der Logopädin

Ich habe Hunderte von Sitzungen mit Therapeuten hinter mir, in denen ich Positives erlebt habe, ich möchte jedoch folgendes negative Erlebnis erzählen.

Die Logopädin ist sich nicht sicher, ob ich noch Fortschritte mache. Ich bin etwas verstört, behaupten doch sonst alle, daß meine Sprache gute Fortschritte mache. Sie hält mir einen langen Vortrag, den ich mir nur bruchstückhaft anhöre. Sie erzählt, daß große Teile des Gehirns geschädigt sind, was zumindestens mißverständlich ist. Das Wesen der Krankheit ist gerade, daß sich alle Symptome eines Schlaganfalls zeigen, ohne daß das Großhirn geschädigt ist. Die Krankheit ist wohl eher mit einer Querschnittslähmung vergleichbar. Sie behauptet, daß der Rehabilitation enge Grenzen gesetzt sind. Sie sagt, daß beim Laufen wohl noch Fortschritte zu erwarten sind und erzählt etwas von einem Laufrad, was mich nicht interessiert, da ich wieder richtig laufen lernen will. Ich höre weg, denn falls ich keine Fortschritte mehr mache, so wäre dies mein Todesurteil. Wer hört schon gern sein Todesurteil? Falls sie recht hat, würde ich keine Sekunde zögern, in den Tod zu gehen, einfach weil ich auf Dauer nicht so leben könnte. Aber falls sie irrt, ist es nur unüberlegtes Gerede, das ich mir nicht anzuhören brauche.

Wir verabreden, bei der nächsten Sitzung eine Sprachaufnahme von mir mit dem Kassettenrekorder zu machen und diese mit einer acht Wochen alten Aufnahme zu vergleichen, was dann auch passiert.

Der eigentliche Vergleich der beiden Sprachaufnahmen erfolgt in der dritten Sitzung. Auch für den Laien ist sofort, praktisch mit dem ersten Wort erkennbar, daß ich Fortschritte mache. Die Logopädin meint nur:»Es handelt sich hierbei um verschiedene Kategorien« und läßt den Vergleich der Sprachaufnahmen auf sich beruhen.

Das Vertrauen ist zerstört. Wie soll ich so mit ihr, deren Therapie wohl ganz gut ist, weiterarbeiten? Ich denke mir:« Nur noch ein paar Tage, und ich sehe sie hoffentlich nie wieder.« Ich erkläre mir ihre Fehleinschätzung mit ihrem relativ niedrigen Alter und mit ihrer Unerfahrenheit. Nur wer selbst eine schwere und lange Krankheit hinter sich hat, kann ermessen, durch welche Hölle eine solche Logopädin ihre Patienten schickt.

Februar 1997

Kränkungen

Schwer an meiner Krankheit zu ertragen ist, daß ich nicht gehen kann. Für jemanden, der sich früher immer viel zu Fuß bewegt hat, bedeutet das Gehen sehr viel.

Es belastet mich sehr, daß es Personen gibt, die nicht die Geduld und das Einfühlungsvermögen aufbringen, die die Behandlung meiner Krankheit benötigt. So mußte ich über einen Zeitraum von ungefähr anderthalb Jahren von einem Teil des Personals solche unüberlegten Aussagen ertragen wie »Sie werden ein relativ unabhängiges Leben im Rollstuhl führen.« (Urban Krankenhaus), »Nein, nein, daß Sie wieder laufen können, leistet keine Reha der Welt.« (Krankenhaus Berlin Zehlendorf), »Das Rollstuhlfahren klappt ja schon ganz gut, fehlt nur noch das Sprechen.« (Klinik Berlin) oder »Was passiert, falls Sie im Rollstuhl landen?« (Evangelisches Geratriezentrum Berlin). Diese unsensiblen Bemerkungen machen Angst, nerven, können einem das Leben ganz schön zur Hölle machen und zeigen mir, daß Geduld eine sehr seltene Tugend ist.

Wie sich doch die Sprüche inhaltlich ähneln, obwohl sie von ganz verschiedenen Personen gemacht wurden und obwohl zwischen der ersten und der letzten Aussage ungefähr anderthalb Jahre schwere Erkrankung liegen! Der Leser sieht an diesen Ausführungen auch, daß die Geschichte meiner Krankheit die Geschichte einer unendlichen Frustration ist.

Bestimmt hat mich meine besondere Situation über alle Maßen empfindlich gemacht, sicherlich haben mich anderthalb Jahre Erkrankung zermürbt, und auch meine Geduld hat Grenzen. Aber ich kann diese oder ähnliche Bemerkungen nicht mehr hören, und mein Selbsterhaltungstrieb sagt mir, daß ich mich gegen jede Person, die sich so oder ähnlich äußert, unabhängig von ihrem Ansehen heftig zur Wehr setzen muß. Daß es dabei zu Überreaktionen kommt, halte ich für ganz natürlich und ist sicherlich in der Belastung durch meine schreckliche Krankheit begründet.

September 1996

Hauptsymptome der Krankheit

Die Krankheit geht einher mit Lähmungen an Armen und Beinen. Schwer wiegt auch die völlige Störung des Gleichgewichtssinnes. Zum Beispiel war es mir am Anfang unmöglich, aufrecht zu sitzen; ich bin einfach umgekippt. Ich gebe zu, daß dies für einen Gesunden eine kuriose Vorstellung ist. Gott sei Dank hat mittlerweile ein Heilungsprozeß eingesetzt. Das Hauptproblem beim Gehen besteht darin, den Körper im Gleichgewicht zu halten. Auf diesen Punkt ist beim Gehen all meine Konzentration gerichtet. Richtiges Gehen erfordert kaum Muskelkraft, sondern Körperbeherrschung. Dies mache sich der Gesunde klar. Weiterhin führte der Infarkt zu einer Einschränkung der Muskelkräfte. Meine rechte Seite, welche die »nicht betroffene« Seite ist, hat jetzt, da ich diese Zeilen niederschreibe, ungefähr die Hälfte bis zwei Drittel ihrer normalen Leistungsfähigkeit erreicht. Meine linke, die »betroffene Seite«, ist teilweise gelähmt.

Während ich meiner Meinung nach ohne äußere Einwirkung langsam zu Kräften komme, bedürfen mein Gleichgewichtssinn und die Körperkontrolle der Therapie. Dieses geschieht unter anderem in der Physio- und in der Ergotherapie.

Übrigens: Ich habe festgestellt, daß meine Umwelt – nicht mein Weltbild – irgendwie mit meinem Gesundheitszustand, mit meinen körperlichen Fähigkeiten, skaliert. Zuerst war das Bett der Maßstab, mit dem ich meine Umwelt einschätzte und einteilte. Später dann, als meine Beweglichkeit gestiegen war, wurde das Zimmer der Maßstab, und noch später dann die Krankenstation bzw. die eigene Wohnung.

September 1996

Ziele

Mein nächstes Etappenziel ist, auch längere Strecken selbständig mit der Gehhilfe zurückzulegen. Ich bin davon überzeugt, daß ich dieses Ziel in den nächsten Wochen erreichen werde.

Was sind meine längerfristigen Ziele?

1. Ich möchte wieder richtig laufen können.
2. Das Sprechen soll wieder normal werden.
3. Die Motorik meines linken Armes soll sich verbessern.

Falls es eine hundertprozentige Heilung von meiner Krankheit gibt, so werde ich diese auch für mich beanspruchen. Nichts und niemand kann in diesem Punkt meine Meinung ändern. Ich habe einen Willen, der unbeschädigt ist und von dem meine Freunde und Bekannten behaupten, er sei sehr stark. Dieser Punkt und das Wesen meiner Krankheit heißen für mich »üben und immer wieder üben«, und das wird leider von den meisten Medizinern nicht erkannt. Ich habe bislang in meinem Leben alle Ziele erreicht, die ich mir gesetzt habe.

Auf den Einwand, daß große Teile des Gehirns durch den Infarkt zerstört sind, muß ich erwidern: Ich bin sicherlich kein Fachmann auf dem Gebiet der Neurologie. Jedoch ist aus der Fachliteratur bekannt, daß Patienten eine hundertprozentige Heilung erreichen, obwohl große Teile des Gehirns irreparabel geschädigt sind. Ich vermute, daß hier der nicht betroffene Teil die Funktion des geschädigten Teiles des Gehirns übernimmt. Ich möchte bemerken, daß die neurologische Forschung erst in den Anfängen steckt.

Übrigens: In der Wohnung bewege ich mich ohne Aufsicht mit der Gehhilfe.

Oktober 1996

Veränderungen

Es gibt äußerliche Veränderungen, die offensichtlich sind. Früher war mein Bart etwas anders und ich habe geraucht. Jetzt bin ich Nichtraucher. Dies sind Äußerlichkeiten.

Dazu kommen tiefgreifende psychische Veränderungen, wie sie lange und schwere Erkrankungen mit sich bringen.

Ich bin sehr menschenscheu geworden. Mir ist alles zuwider, was mich an meine Krankheit erinnert. Sie hat mich in eine sehr depressive Stimmung versetzt, was ich jedoch für normal halte.

Es fällt schwer, einem Gesunden diese Krankheit nahe zu bringen. Nicht laufen und nicht reden zu können, können Sie vermutlich nachvollziehen, aber begreifen Sie es auch?

Auf einen anderen Punkt sei an dieser Stelle hingewiesen. Meine Erkrankung hat meinen Verstand nicht in Mitleidenschaft gezogen, aber dennoch sage ich oft zu allem »ja« und »amen«, nur weil ich keinen Ärger und meine Ruhe haben möchte. Es ist also keine besondere Kunst, mir seinen Willen aufzuzwingen. Ich habe früher nicht begriffen, wie sich alte oder kranke Menschen Dinge aufschwatzen lassen, die sie eigentlich gar nicht benötigen. Jetzt bin ich selbst in einer vergleichbaren Situation. Die Krankheit hat ihre Spuren hinterlassen.

Aus dem Krankenbericht des Evangelischen Geriatriezentrums Berlin: »Es besteht weiterhin eine schwere Dysarthrophonie. Leider haben sich trotz intensiver logopädischer Behandlung in der Tagesklinik und auch in den vorherigen Kliniken nur wenige Verbesserungen gezeigt.«

Meine Meinung dazu: Ich finde die Einschätzung der Logopädin zumindest unfair. Bei der Einlieferung ins Krankenhaus Zehlendorf konnte ich keinen verständlichen Ton von mir geben. Jetzt kann ich, wenn auch für ungeschulte Zuhörer manchmal unverständlich, einfache Konversationen führen. Dies wird im Bericht »nur wenige Verbesserungen« (!) genannt.

Oktober 1996

Menschenwürde im Krankenhaus

.

Im Grundgesetz der Bundesrepublik Deutschland heißt es: »Die Würde des Menschen ist unantastbar. Sie zu achten und zu schützen ist die Verpflichtung aller staatlichen Gewalt«, und in der Verfassung der Deutschen Demokratischen Republik hieß es: »Achtung und Schutz der Würde und Freiheit der Persönlichkeit sind Gebot aller staatlichen Organe, aller gesellschaftlichen Kräfte und jedes einzelnen Bürgers.« Fast gleichen sich die Zitate, aber gelten diese auch im Krankenhaus? Ich meine: nein.

Meine Erfahrung ist, daß unser Gesundheitssystem ein System fernab demokratischer Spielregeln ist. Hier trifft meines Erachtens allein die Ärzteschaft die Entscheidungen. Ich glaube, daß es in solch einem System auch vom einzelnen Betreuer abhängt, ob die Menschenwürde gewahrt bleibt oder nicht.

Wann wird der Patient besonders in seiner Menschenwürde eingeschränkt? Ich gebe hierzu meine eigenen Erfahrungen wieder. Als besonders entwürdigend empfand ich es, daß ich immer wieder Untersuchungen über mich ergehen lassen mußte, die aufgrund von Zweifeln bezüglich meines Geisteszustandes durchgeführt wurden. Dies ist leider in fast allen Einrichtungen vorgekommen. Weiter fand ich es entwürdigend, daß ich, ohne mein Einverständnis gegeben zu haben, zu bestimmten Therapien eingeteilt wurde, und daß Sachen über meinen Kopf hinweg entschieden wurden.

Ein weiteres Zitat aus dem Krankenbericht des Evangelischen Geriatriezentrums Berlin: »Der Patient lehnt in letzter Zeit die Armbehandlung ab.« Ich bin in Wirklichkeit lediglich zwei- oder dreimal gefragt worden, ob ich gerne laufen möchte oder ob »wir etwas für den Arm tun wollten.« Ich muß wohl geantwortet haben, daß ich gerne laufen möchte. Daraus dann zu machen »Der Patient lehnt in letzter Zeit die Armbehandlung ab«, ist eine schlichte Verdrehung der Tatsachen und eine grobe Unterstellung, zumal Christine in einem langen Brief an das betreuende Personal auf die Wichtigkeit des Armtrainings hingewiesen hat. Ich bedaure es zutiefst, daß ich im Evangelischen Geriatriezentrum Berlin nicht das gleiche Armtraining bekommen habe wie in der Klinik Berlin. Vielmehr meine ich, daß solche Äußerungen über die Unfähigkeit hinwegtäuschen sollten, mir ein angemessenes Armtraining zukommen zu lassen.

November 1996

Das Zentrum
für ambulante Rehabilitation

Therapeutische Anwendungen im Zentrum für ambulante Rehabilitation

Das Zentrum für ambulante Rehabilitation (ZaR) in Berlin-Mitte ist sehr neu und wahrscheinlich den wenigsten Lesern bekannt.

Träger der Einrichtung ist die Helmut-Nanz-Stiftung, unterstützt vom Bundesministerium für Arbeits- und Sozialordnung und vom Land Berlin. Das ZaR ist untergebracht in einem denkmalgeschützten Backsteingebäude, einem Schwimmbad aus den dreißiger Jahren. Bis zu 160 Patienten können hier tagsüber orthopädisch und neurologisch behandelt werden. Die Einrichtung wurde am 15. Oktober 1996 eröffnet und besitzt mittlerweile die Zulassung für sämtliche Krankenkassen, Rentenversicherungen und Berufsgenossenschaften.

Ich war der erste neurologische Patient im ZaR und wurde hier vom 4. November 1996 bis zum 27. Mai 1997 behandelt.

Ein ausgesprochenes Vertrauensverhältnis ist Voraussetzung für eine gute Zusammenarbeit im therapeutischen Prozeß. Diese Bedingung war leider nicht immer in allen Einrichtungen, die ich besucht habe, erfüllt. Ich persönlich erwarte von den Physio- und Ergotherapeuten und auch von den Logopäden deutlich mehr als von den behandelnden Ärzten. Dies klingt auf den ersten Blick erstaunlich, liegt aber sicher daran, daß ich zum Teil mehrere Stunden pro Tag mit ihnen verbringe und sie auch die Hauptarbeit leisten, während ich die zuständigen Ärzte nur ein- oder zweimal pro Woche für kurze Zeit sehe.

In der Physiotherapie behandelte man mich nach der Methode von Professor Perfetti. Bunte Steinchen markierten verschiedene Positionen auf dem Fußboden bzw. Tisch. Das linke Bein oder die linke Hand wurden zu einer bestimmten Position geführt. Meine Aufgabe bestand nun darin, ihre Lage bei geschlossenen Augen zu erspüren. Manchmal sollte ich die Bewegung auch aktiv durchführen. Die Übungen fanden größtenteils im Sitzen statt, jedoch wurde bei der Behandlung des Beines langsam versucht, den Übergang vom Sitzen zum Stehen zu schaffen. Hierzu konnte der spezielle Behandlungsstuhl, der extra für das Behandlungskonzept nach Perfetti besorgt wurde, kontinuierlich in der Höhe verstellt werden. Weiterhin war es bei diesem Stuhl möglich, die Armlehnen abzunehmen. Manchmal wurde mit der linken Hand an Holzfiguren geübt. Die Hand des Patienten wird entlang der Konturen der Figuren geführt. Der Patient hat die Aufgabe, die unbekannte Figur bei geschlossenen Augen wiederzuerkennen.

Oft wird das sogenannte therapeutische Gehen

geübt. Dabei wird das linke Bein, dem ein Strumpf angezogen wurde, mit einem Handtuch von der Therapeutin gezogen. Gleichzeitig ist man mir manchmal behilflich, das Gleichgewicht zu halten, da es sich um ein Gehen ohne jede Hilfsmittel handelt.

Die Ergotherapie begann und endete meistens damit, daß wir zu den Behandlungsräumen liefen. In der Ergotherapie wurde ich nach dem Konzept von Bobath behandelt. Im Mittelpunkt der Behandlung stand der Rücken. Hierbei wurde aktiv und passiv die Aufrichtung der Wirbelsäule geübt.

Oft mußte ich gegen Ende der Stunde ein dreidimensionales Puzzle lösen. Diese Aufgabe hatte therapeutisch keine sehr große Relevanz, war jedoch für meine seelische Entwicklung von allergrößter Bedeutung, denn sie stellte auch die Therapeuten vor sehr große und manchmal unlösbare Probleme. Da ich ein gutes räumliches Vorstellungsvermögen besitze, gelang es mir immer innerhalb kürzester Zeit, eine Lösung zu finden. Dies unterscheidet das ZaR deutlich von anderen Einrichtungen, in denen ich manchmal Sachen machen mußte, die Zweifel an meinem Geisteszustand deutlich werden ließen.

Ein Schwerpunkt der logopädischen Behandlung war die Verlängerung der Atmung. Die Therapie fand immer im Liegen statt, da mir hierbei das Atmen und Sprechen leichter fielen. Manchmal wurde ein Spiel gespielt. Hierbei sollte ich einen Begriff umschreiben, der dann geraten wurde. Das Reden von ganzen Sätzen war noch vor einigen Monaten nur unter großen Anstrengungen möglich gewesen.

Ich habe mich in dieser Einrichtung wohl gefühlt, soweit das mein Gesundheitszustand zuließ. Nie mußte ich mich über die Mitarbeiter ärgern. Alle sind sehr aufmerksam und engagiert, und der Patient stößt hier auf Personal, das noch nicht in den Alltagstrott verfallen ist.

Trotz des sehr positiven Bildes möchte ich einen Verbesserungsvorschlag anbringen. Ich hätte mir einen Raum gewünscht, in dem Geräte aufgestellt sind, mit denen die Patienten selbständig üben können. Solch einen Raum habe ich in allen Einrichtungen vermißt. Nirgends konnte man selbständig trainieren.

Übrigens: Medizinische Experten sagten zu Beginn meiner Krankheit, daß ich weit käme, falls ich den Transfer in den Rollstuhl allein schaffen würde. Ein Stadium, daß ich bereits jetzt weit hinter mir gelassen habe.

März und September 1997

Warum diese Texte?

Die Krankheit hat ein großes intellektuelles Vakuum hinterlassen. Sie ist rein körperlicher Natur, trotzdem bin ich auf unbestimmte Zeit nicht arbeitsfähig.

Der Mensch lebt nicht vom Brot allein. Der tiefere Sinn dieses Spruches ist mir erst durch die Krankheit klar geworden. Die Beschäftigung mit den Texten und der Leserpost kann das durch die Krankheit entstandene Vakuum zum Teil füllen. Außerdem hoffe ich natürlich, wichtige Informationen über den Krankheitsverlauf zu liefern.

Ich habe mich öfters gefragt, worin das Interesse meiner Leserschaft an den Texten bestehen könnte. Sicherlich lassen sich hierauf verschiedene Antworten finden. Eine davon ist die folgende: Die Krankheit beginnt mit der schlimmsten vorstellbaren Behinderung, nämlich einer Lähmung, die vom Kopf bis zum Fuß reicht. Nach und nach kehren die alten Funktionen des Körpers zurück. Der Krankheitsverlauf, über Jahre betrachtet, hat Ähnlichkeit mit einer Wiedergeburt. Der Phönix steigt aus seiner Asche auf. Diese Thematik hat die Menschen schon immer fasziniert.

Übrigens: In Begleitung und mit der Gehhilfe trainiere ich jetzt täglich auf unserem Hinterhof das Gehen.

November 1996

Risikofaktoren

Auf die Frage nach bekannten Risikofaktoren für meine Erkrankung könnte ich natürlich als Antwort schreiben: Keine. Aber das wäre zu einfach. Oft wurde ich gefragt, ob es irgendwelche Vorboten gab. Nein. Nur einmal wurde mir schwarz vor den Augen. Aber ich weiß nicht, ob ein Zusammenhang mit dem Infarkt besteht. Trotz intensiver Suche konnten die Mediziner keine organische Ursache finden. Also eine (schlechte) Laune der Natur?

Ich habe immer – so meine ich – ausreichende Mengen an Flüssigkeit getrunken. Flüssigkeitsmangel scheidet also als Ursache aus. Ich konnte lange Zeit große Mengen an Alkohol und Nikotin vertilgen. Eine diesbezüglich ausgesprochen ungesunde Lebensweise ist jedoch für den Klein- und Stammhirninfarkt nicht allein von Entscheidung. Der Streß, den ich damals hatte, spielt hier womöglich eine entscheidende Rolle. An jenem Wochenende fehlte mir das dritte Mal in Folge die Möglichkeit abzuschalten und dem Streß zu entkommen. Das habe ich sonst oft bei langen Spaziergängen getan. Leider fehlte mir zu diesem Zeitpunkt dieses wichtige Ventil.

Übrigens: Meine Krankheit hat in mir den Gedanken reifen lassen, daß jeder Mensch, der zwei Arme und zwei Beine besitzt, zu einer artistischen Leistung fähig ist. Was dazu gehört, außer der Kenntnis der physikalischen Gesetzmäßigkeiten, ist Mut und vor allen Dingen Ausdauer.

November 1996

Wieviel Hirnleistung ist nötig, um ein Glas Wasser zu trinken?

Ich muß mir eingestehen, daß ich ohne das Erleben meiner Krankheit nicht einen Gedanken an das Thema verschwendet hätte. Ein gesunder Mensch sieht das Trinken eines Glases Wasser als etwas Selbstverständliches an, obwohl sich dahinter ein recht komplexer Vorgang verbirgt. Ich habe das Thema gewählt, weil das Trinken eines Glases Wasser etwas Alltägliches ist, und weil ich in einer frühen Phase meiner Krankheit nicht dazu in der Lage war.

Zunächst muß der Rachenraum abgeschlossen sein. Ist dies nicht der Fall, so entweicht die Flüssigkeit einfach wieder durch die Nase. Leider ist mir dies auch öfters in einem früheren Stadium meiner Krankheit passiert.

Außerdem muß ein Schluckreflex einsetzen. Funktioniert dieser nicht richtig, kann Flüssigkeit in die Lunge gelangen, was leicht zu einer Lungenentzündung oder zu einer ähnlich schweren Erkrankung führen kann. Die beiden hier beschriebenen Vorgänge müssen koordiniert sein. Es muß also ein Abschluß des Rachenraumes und ein Schluckreflex vorliegen.

Ist dies nicht der Fall, so läuft die Flüssigkeit durch die Nase wieder heraus oder aber man verschluckt sich.

In einem frühen Stadium meiner Krankheit konnte ich nicht schlucken. Im Urban Krankenhaus wurde ich durch eine Sonde künstlich ernährt. Später dann war ich in der Lage, weiche und breiige Dinge zu essen. Mittlerweile hat sich die Situation weitgehend normalisiert. Ich kann wieder normale Nahrung zu mir zu nehmen.

Essen ist ein noch sehr viel komplizierterer Vorgang als das Trinken. Hierzu muß zusätzlich die Nahrung zum Mund geführt und dort zerkleinert werden. Zu Beginn meiner Erkrankung war ich nicht in der Lage, die Hand zum Mund zu führen. Im Urban Krankenhaus mußte man mir das Essen eingeben. Das Zerkleinern der Nahrung geschieht durch die Zähne. Meine eigene Erfahrung hat gezeigt, daß dies zunächst nur durch die Schneidezähne erfolgt. Erst sehr viel später gelingt es dem Gehirn, die Bakkenzähne zu benutzen.

Leider sind viele Vorgänge des täglichen Lebens ähnlich komplex. Ich hätte das Thema auch anders nennen können, beispielsweise: »Wieviel Hirnleistung ist nötig, um sich die Zähne zu putzen?« oder »Wieviel Hirnleistung ist nötig, um sich die Schuhe anzuziehen?« Daß diese Vorgänge recht kompliziert, aber erlernbar sind, habe ich am eigenen Leib erfahren. Als ich in das Krankenhaus Zehlendorf eingeliefert wurde, war es mir nicht möglich, die Zähne zu putzen. Erst im Laufe der Zeit konnte ich diese Tätigkeit ausführen. Auch gelang es mir bei meiner Einlieferung nicht, die Schuhe an- und auszuziehen. Ich mußte diese Vorgänge wieder erlernen. Glücklicherweise hat auch hier ein – sehr langwieriger – Heilungsprozeß eingesetzt, so daß ich bei diesen einfachen Verrichtungen des täglichen Lebens inzwischen keine Probleme mehr habe.

Auch von außen sind Grenzen gesetzt: Christine hat versucht, die selbst für einen gesunden Menschen zu kurzen Ampelphasen länger schalten zu lassen. Dies ist jedoch abgelehnt worden. Also bleibt die Hauptverkehrsstraße zu Fuß für mich unüberquerbar. Besonders unmenschlich fand ich die Begründung der Ablehnung: »Eine Verlängerung der Ampelphasen für Fußgänger führt zu zusätzlichen Staus bei den Autofahrern.«

Dezember 1996

Wieviel Krankheit erträgt der Mensch?

»Wenn ich mich als normal definiere, dann müssen Sie ja in der Hölle leben«, meinte der Oberarzt einige Tage nach meiner Einlieferung in das Krankenhaus Zehlendorf. Recht hat er, und gleichzeitig irrt er. Objektiv hat er natürlich recht, subjektiv irrt er. Nach Überschreitung einer Grenze befand ich mich in einer Art Traumland, welches nichts mit der Realität gemein hatte.

Anfänglich war die Distanz zu mir selbst sehr groß. So wurde die Krankheit erträglich. Ich war durch die Krankheit in den Status eines denkenden Fleischberges versetzt, der sich mittels des Rollstuhls fortbewegen konnte. Die Selbstdistanz wurde dadurch unterstützt, daß Teile des Sehnervs gelähmt waren, was dazu führte, daß ich die Dinge plötzlich anders sah und das Gefühl hatte, eine ganz andere Person zu sein.

Ich glaube, daß jeder Mensch solch eine Grenze besitzt. Ihre Existenz stellt einfach einen Selbstschutz dar und läßt Extremsituationen durchstehen.

Es gilt hier jedoch das Sprichwort: »Aufgeschoben ist nicht aufgehoben.« Wird diese Grenze erneut über-

schritten, beispielweise weil die Gesundung Fortschritte macht, so findet sich der Patient auf einmal
in der Hölle wieder, obwohl es ihm schon deutlich
besser geht. Die Höllenqualen müssen auf jeden Fall
durchlebt werden, davor schützt uns die Grenze nicht.
In solch einer Situation wäre die Begleitung durch
einen Psychologen oder die Gabe von Psychophar-
maka wenig hilfreich. Dies schafft zwar für den Moment Linderung, löst das Problem aber nicht. Charak-
teristisch für diese Krankheitsphase sind starke
Schwankungen des Gemütszustandes: Von frohem
Optimismus bis zu tiefem Pessimismus, gepaart mit
einer irrationalen Angst vor der Zukunft, den Anfängen einer Depression.

Obwohl ich psychotherapeutische Unterstützung
oder Medikamentengabe für wenig sinnvoll halte,
bedeutet dies nicht, daß der Patient in dieser Krankheitsphase nicht für Aufmunterungen zugänglich
wäre. Ganz im Gegenteil. Kleine Aufmunterungen
schaffen eine deutliche Linderung des Leidens.

Die Grenze wird sicherlich von Person zu Person
verschieden sein. Leider weiß ich keinen Weg, ihre
Lage – außer durch eine schwere Erkrankung – festzustellen. Ich habe meine Grenze während des Aufenthaltes im Krankenhaus Zehlendorf ein zweites
Mal überschritten.

Außenstehenden erscheint das erste Jahr nach
dem Infarkt am schlimmsten, alleine schon, weil dieses mit der Locked-in-Zeit zusammenfällt. Aus mei-

ner Sicht als Patient gilt das jedoch nicht. Nach meinem subjektiven Empfinden war diese Zeit gar nicht so schlimm. Die Wahrnehmung des Patienten wird durch das Überschreiten der Grenze offensichtlich verändert.

Dezember 1996

Weihnachten 1995

Zu dieser Zeit war ich in stationärer Behandlung im Krankenhaus Zehlendorf. Silvester und Weihnachten waren von großer Bedeutung, da ich seit Beginn der Erkrankung nicht mehr zu Hause war und nun die Feiertage dort verbringen durfte. Die Zeit und der Abstand heilen zwar viele Wunden und lassen uns die Vergangenheit rosiger erscheinen, als sie wirklich war, aber diese Feste waren die schlimmsten, die ich je erlebt hatte.

Heiligabend hatte mich der Fahrdienst abgeholt, und zu Hause wurde ich schon von Christine erwartet. Vom dritten bis ins vierte Stockwerk ging ich zu Fuß. Ich bin zu dieser Zeit zwar nicht mehr mit dem Fuß umgeknickt, aber mehr als ein Stockwerk war kräftemäßig einfach nicht möglich. Innerhalb der Wohnung konnte ich mich mit etwas Unterstützung an der Gehhilfe, einem Rollator, fortbewegen. Das Gehen war zwar medizinisch nicht wichtig, aber für meine seelische Entwicklung sehr. Ich spürte eine unbeschreibliche Kraftlosigkeit. Es war mir nicht möglich, durch die Wohnung zu gehen, ohne mich zwischendurch auf einen Stuhl zu setzen. Es war überhaupt nicht daran zu denken, am Stock durch die Wohnung zu gehen.

An Flüssigkeiten habe ich mich zu dieser Zeit noch häufig verschluckt. Selbst beim Bier, das ich eigentlich sehr gerne trinke. Meine Sprache war auch für geschulte Ohren oft unverständlich. Soviel zu meinem damaligen Gesundheitszustand, neun Monate nach dem Stamm- und Kleinhirninfarkt.

Ich habe zu Hause alles so normal wie möglich machen wollen, aber das ging nicht. Viel Zeit habe ich mit Spielen verbracht. Obwohl mir die Spiele nicht fremd waren, hatte ich dennoch das Gefühl, daß ich die Spielsteine zum ersten Mal berührte. Gleich einem Kind, das die Welt entdeckt. Überhaupt hatte ich bei vielen Dingen das Gefühl, ich täte sie zum ersten Mal, obwohl mein Verstand mir sagte, daß dies nicht stimmte. Am Neujahrstag bin ich mit dem Fahrdienst in das Krankenhaus Zehlendorf zurückgefahren.

Übrigens: Ich habe festgestellt, daß die Krankheit bei gesunden Menschen oft zu Mißverständnissen führt. Es scheint unbegreiflich, daß das Treppensteigen relativ problemlos funktioniert, solange ich mich am Handlauf festhalten kann, während das freie Gehen am Stock noch große Probleme macht. Das Gehen erfordert weiterhin all meine Konzentration. Werde ich hierbei abgelenkt, indem man mich beispielsweise anspricht, besteht Sturzgefahr.

Dezember 1996

Gründe für den positiven Krankheitsverlauf

Zuerst sei erwähnt, daß die starken Medikamente relativ früh abgesetzt wurden. Ich halte diesen Punkt für wichtig, da ich meine, daß sie auf Dauer den Willen des Patienten brechen, die Willensstärke aber sehr wichtig ist bei dieser Krankheit. Weiterhin habe ich sehr früh Therapie bekommen. In diesem Zusammenhang möchte ich den unermüdlichen Einsatz meiner Lebensgefährtin Christine erwähnen. Außerdem wurde ich schon nach einigen Tagen auf die Beine gestellt. Hierzu waren mehrere Personen notwendig. In den ersten Monaten der Krankheit war das Berühren meines Körpers entscheidend, um das vorhandene sensitive Element nicht verkümmern zu lassen.

Die Stärkung meines Lebenswillens war sehr wichtig, deshalb habe ich so gereizt auf den Psychologen im Evangelischen Geriatriezentrum Berlin reagiert, als er versuchte, mir die Hoffnung auf eine entscheidende Besserung zu nehmen. Die Sitzungen mit ihm gehören sicherlich zu den schlimmsten Momenten meiner Krankheit und meines Lebens. Durch Fragen wie: »Was passiert, falls Ihr Zustand so bleibt?« hat er meines Erachtens gezeigt, daß er von der Langwierigkeit neurologischer Prozesse keine Ahnung hat.

Ich denke, daß der Krankheitsverlauf auf das engste mit der psychischen Einstellung verknüpft ist. Meine positive Grundeinstellung hat das Thema dieses Textes schon vor einigen Monaten festgesetzt, obwohl zu diesem Zeitpunkt nicht klar war, daß ich nach zwei Jahren noch weitere Fortschritte machen werde. Ich habe bemerkt, daß beim Gehen die Stellung meines linken Fußes von den Gedanken, ob positiv oder negativ, abhängen. Als negatives Bild habe ich die Vorstellung, ich würde an der Spitze eines hohen Kranauslegers stehen und in die Tiefe blicken. Eine Vorstellung, die auch einem gesunden Menschen das Blut in den Adern gefrieren läßt. Ich vermute, daß dieses Bild seinen Ursprung in der häufigen Vorbeifahrt an den Baustellen des Potsdamer Platzes hat. An positiven Bildern habe ich mehrere, eins davon ist, daß ich wieder normal gehen kann.

Ich versuche immer, an die Grenzen meiner körperlichen Leistungsfähigkeit zu kommen. Ich meine, daß nur eine Therapie, die den Patienten fordert, ihm auch nützt. Ich halte überhaupt nichts von der Einstellung, daß der Patient eventuell überfordert werden könnte.

Übrigens: Als besonders unangenehm empfinde ich es, wenn der Transportdienst den Rollstuhl im Wagen so festmacht, daß ich mich nicht festhalten kann. Hierbei macht sich der geschädigte Gleichgewichtssinn bemerkbar.

Januar 1997

Zum Umgang mit Krankheiten

Menschen gehen sehr unterschiedlich mit Erkrankungen um. Ich glaube, daß es diesbezüglich zwei verschiedene Typen gibt. Nennen wir sie Typ A und Typ B.

Das Verhaltensmuster von Typ A ist derzeit sehr beliebt. Er läßt keine Gelegenheit aus, um auf seine Krankheit hinzuweisen und beschäftigt ein Heer von Psychologen. Bei jeder Gelegenheit redet Typ A über seine Krankheit.

Typ B ist das ganze Gegenteil. Auch wird er als etwas altmodisch angesehen. Ich persönlich zähle mich zum Typ B. Typ B kann leicht die Stimmung verdorben werden. Es muß nur von der Krankheit erzählt werden. Das Schlimmste, was gemacht werden kann, ist beim Essen über die Krankheit zu reden. Das verdirbt ihm die Laune für den Rest des Tages. Er lehnt alles ab, was ihn auch nur im entferntesten an seine Krankheit erinnert. Typ B macht jeden Psychologen brotlos, weil er nicht über seine Krankheit reden will.

Häufig höre ich folgende Kritik: »Aber Typ B verarbeitet seine Krankheit nicht.« Dem ist zu entgegnen: Es wird hier eine Behauptung aufgestellt, aber nicht bewiesen. Typ B verarbeitet seine Krankheit auch, nur ist dieser Prozeß nicht so offensichtlich wie bei Typ A.

Übrigens: Da meine Mutter für zwei Wochen verreist ist, sind Mitglieder des Vereines VdK* behilflich beim Trainieren auf dem Hof. Meine Erfahrung ist, daß die Mehrzahl dieser Helfer keine feste Dauerstellung bei der Organisation hat. Es zeigt sich einmal mehr, daß man glaubt, im Bereich Gesundheit / Soziales Geld sparen zu können.

Januar 1997

---

*   Sozialverband VdK Deutschland.
Verband der Kriegs- und Wehrdienstopfer, Behinderten und Rentner Deutschlands e.V.

1940

1940, knapp 60 Jahre vor meiner Erkrankung, herrschten die Nationalsozialisten in Deutschland. Obwohl sich das »Euthanasie«-Programm vorwiegend gegen geistig Behinderte und psychisch Kranke richtete, wurden auch Menschen mit einer körperlichen Behinderung als »unwertes Leben« eingestuft. Die Vision vom Arzt, dessen eine Hand mordet und dessen andere Hand Leben erhält, war Wirklichkeit geworden. Die Ärzteschaft war weitgehend gleichgeschaltet. Keine Berufsgruppe wies auch nur einen annähernd so hohen Organisationsgrad wie die Ärzteschaft auf. 45 % waren Mitglieder der NSDAP. Jüdische Ärzte durften ab 1938 ihren Beruf nicht mehr ausüben. Leider ist dieses traurige Kapitel deutscher Geschichte bis heute nur unzureichend aufgearbeitet worden. Spätestens zu diesem Zeitpunkt hatte die Medizin ihre Unschuld verloren.

Die Arbeit und die Arbeitsfähigkeit spielten eine große Rolle im Nationalsozialismus. Zynischerweise verbarg sich hinter solchen Sprüchen wie »Arbeit macht frei« nichts weiter als die Vernichtung durch Arbeit. Ganze Völkerschaften wurden versklavt und gezwungen, durch ihre Arbeit die Produktion in Kriegszeiten aufrechtzuerhalten. Der Kommentar »auf unbestimmte Zeit nicht arbeitsfähig«, der auf meinen Krankschreibungen steht, wäre in der Zeit des Nationalsozialismus einem Todesurteil gleichgekommen und hätte wahrscheinlich die Einstufung als »unwertes Leben« zur Folge gehabt.

Die Verwaltung der »Euthanasie«-Aktion war in einer Charlottenburger Villa in der Tiergartenstraße 4 untergebracht. Deshalb erhielt sie den Decknamen »Aktion T4«. Heute sind alle Häuser dort verschwunden. Nichts erinnert mehr an die Schandtaten von T4. Nur eine gußeiserne Tafel, die nahe des Haupteinganges der Berliner Philharmonie in den Boden eingelassen wurde, mahnt. Das »Euthanasie«-Programm wurde 1941 aufgrund von Protesten aus der Bevölkerung und aus Kirchenkreisen eingestellt. Das Morden ging trotzdem weiter. Die Erfahrungen, die bei der Aktion T4 beim Töten mit Gas gesammelt wurden, konnten jetzt in den Vernichtungslagern der KZs angewendet werden. Dort wurden Menschen fabrikmäßig mit Gas getötet, ein Vorgang, der in der Geschichte keinen Vergleich findet. Auch hier spielten Ärzte eine unrühmliche Rolle. Die Selektion, die Entscheidung darüber, wer leben durfte und wer in die Gaskammer mußte, wurde unter anderem von Ärzten durchgeführt. Kaum einer der Täter wurde bis heute für seine ungeheuerlichen Verbrechen bestraft.

September 1996

Zwei Jahre nach dem Infarkt

Es gilt sicherlich, was eine Leserin mir schrieb: »Aber wenn man einmal sieht, wieviel Übung ein Hochleistungssportler braucht, um einen Zuwachs an Leistungen zu erreichen, ist es nicht verwunderlich, daß nach einem schweren Schlaganfall bis zum Wiedererreichen von Fähigkeiten viel Zeit erforderlich ist.«

Bei der Bewertung von Fortschritten hüte man sich, einen gesunden Menschen als Maßstab zu nehmen, sonst ergibt sich ein katastrophales Bild. Vielmehr muß berücksichtigt werden, daß ich am gesamten Körper gelähmt war, praktisch an einem Nullpunkt gestartet bin. Überhaupt scheint diese Erkrankung mein Leben in zwei Leben zu teilen: Es gibt ein Leben vor und ein Leben nach der Erkrankung.

Meine Rehabilitation ist keineswegs abgeschlossen; ich schildere im folgenden die augenblickliche Situation. Ich habe die Betrachtungen grob in vier Bereiche unterteilt.

Die Aufnahme von Nahrung

Ich kann Standardnahrung zu mir nehmen und

verschlucke mich praktisch nicht mehr. Lediglich bei hochviskosen Getränken, wie zum Beispiel Schnaps, habe ich noch Schwierigkeiten. Allerdings ist zur Nahrungsaufnahme meine gesamte Konzentration nötig. Der Fahrer eines Autos dreht in einer unübersichtlichen Situation das Radio leiser. Die Reize, die auf den Fahrer einwirken, übersteigen einfach das, was verarbeitet werden kann. Ähnlich geht es mir. Auf gar keinen Fall darf ich mich ablenken lassen. Noch allzu groß ist die Angst vor dem Verschlucken und dem qualvollen Gefühl des drohenden Erstikkens. Ich kann beim Essen weder aktiv noch passiv an einer Unterhaltung teilnehmen. Werde ich trotzdem zum Zuhören genötigt, so führt dies dazu, daß ich aus Höflichkeit aufs Essen verzichte.

Das Gehen

Innerhalb der Wohnung ist das selbständige Gehen an der Vier-Punkt-Stütze möglich, allerdings nur, falls keine Schwellen oder sonstigen Gegenstände, über die ich stolpern kann, im Weg sind. Sonst ist eine Begleitung und manchmal eine Hilfestellung unbedingt erforderlich. Mit der Vier-Punkt-Stütze oder dem Stock kann ich untergehakt einige hundert Meter zurücklegen. Die vier Stockwerke zu meiner Wohnung bewältige ich langsam, aber ohne Pause.

Das Sprechen

Meine Aussprache hat sich soweit gebessert, daß ich mittlerweile im allgemeinen verstanden werde. Ich behaupte nicht, daß ich auf den anderen Gebieten keine Fortschritte mache, aber darin stimme ich mit dem behandelnden Arzt überein: Beim Sprechen wurden die offensichtlichsten Fortschritte innerhalb des letzten halben Jahres gemacht. Dies ist um so erstaunlicher, als ich das Sprechen, im Gegensatz zum Laufen, privat nur wenig trainiert habe.

Die linke Seite

Im Bereich des Gesichtes ist die Lähmung fast vollständig zurückgegangen. Dies macht sich dadurch bemerkbar, daß die sehr unangenehmen Doppelbilder verschwunden sind. Im Bereich des Beines gewinne ich langsam die Kontrolle über das Knie. Der Fuß ist jedoch weiterhin gelähmt. Am linken Arm ist die Situation etwas anders. Mittlerweile kann ich alle Finger bewußt strecken, während der Rest des Armes weiterhin gelähmt ist. Meine Erfahrungen mit dem rechten Arm sagen mir, daß es nur eine Frage der Zeit ist, bis er voll einsatzfähig sein wird.

Die Krankheit bestimmt meinen Tagesablauf. Er ist sehr reglementiert. Obwohl ich selbst keine Uhren mag, verläuft er mit der Präzision eines Uhrwerkes. Man denke in diesem Zusammenhang an Mönche, die auch ein sehr reglementiertes Leben führen, um ihre

Gedanken auf andere Dinge zu konzentrieren. Prinzipiell gibt es zur Zeit zwei verschiedene Tagesabläufe, je nachdem, ob ich zur Therapie muß oder nicht.

Falls ich Therapie habe, stehe ich um 7:45 Uhr auf, ziehe mich an, was derzeit eine halbe Stunde dauert, frühstücke und werde um 9 Uhr zur Therapie abgeholt. Ich erhalte dann vier verschiedene Therapien, warte die restliche Zeit und werde zwischen 15 und 16 Uhr zurückgebracht. Bevor ich nach oben gehe und etwas esse, übe ich auf unserem Hof das Gehen. Nach dem Essen wird mit dem Arm trainiert. Danach schlafe ich etwas oder bade und sehe mir um 20 Uhr die Nachrichten im Fernsehen an. Dann arbeite ich bis 22.30 Uhr am Computer oder erledige die Post. Gegen 23 Uhr esse ich noch etwas, sehe fern und gehe irgendwann zu Bett.

Falls ich keine Therapie habe, stehe ich um 10.30 Uhr auf. Nach dem Anziehen und Frühstücken übe ich das Gehen auf dem Hof. Der Unterschied zu dem bereits geschilderten Tagesablauf besteht darin, daß ich anschließend sehr ausführlich mit dem linken Arm trainiere. Den Rest habe ich bereits weiter oben geschildert.

Übrigens: Am Montag bin ich zum ersten Mal mit dem Stock zur Visite gegangen. Für mich der wohl deutlichste und zugleich wichtigste Fortschritt seit dem Beginn der Krankheit.

April 1997

Die gelbe Karte

Der Roman beruht auf einer wahren Begebenheit. Schon der Umschlagtext macht mich neugierig. »Eines Morgens hat der Fernsehjournalist Dieter Zimmer einen Schwindelanfall, gefolgt von schweren Sehstörungen und Lähmungen. Diagnose: Schlaganfall. Und dann kommt die Angst: Angst, daß das Leben nie mehr so sein wird wie vorher...«

Der eigentliche Schlaganfall wird schon im ersten Kapitel geschildert. »Plötzlich macht es knack! Es ist in deinem Kopf. Es ist nicht zu hören. Nur zu spüren. Im selben Moment beginnt sich in deinem Kopf ein Kreisel zu drehen. Immer schneller. Als seist du sturzbetrunken. Oder auf dem Jahrmarkt. Du setzt dich auf den Badewannenrand, dann auf den Fußboden, aber es kreiselt so wild, daß du dich hinlegen mußt. Du schließt die Augen, aber es wird nur schlimmer. Für eine Sekunde kommt dir der Gedanke an einen Boxer, der nach dem Niederschlag hoch will, aber einfach nicht mehr auf die Beine kommt. Du machst die Augen wieder auf. Du erschrickst. Du kannst nicht mehr richtig sehen. Kneifst die Lider zusammen und reißt sie wieder auf, aber verdammt: Es wird nicht

anders! Die Welt um dich ist wie in einem zersprun-
genen Spiegel. Oder in einem kubistischen Ge-
mälde.«*

Nach vier Monaten kann der Autor die Arbeit
wieder aufnehmen. Ich vergleiche seinen Gesundheitszustand mit dem meinigen. Während er recht
glimpflich davon kommt, die gelbe Karte erhält, habe
ich nach über zwei Jahren noch nicht den Gesundheitszustand erreicht, den der Autor direkt nach dem
Schlaganfall hatte. Er konnte sich zumindest schlep-
pend fortbewegen, während ich am gesamten Körper
gelähmt war. Die gelbe oder die rote Karte? Vergleiche
ich mich mit dem Autor, so muß ich mir die rote Karte
geben. Aber stelle ich den Vergleich mit anderen Patienten an, die auch eine Basilaristhrombose hatten,
so muß ich mir die gelbe Karte geben. Gelb oder rot?
Ich weiß nach über zwei Jahren die Antwort wirklich
nicht.

Sehr überzeugend beschreibt Dieter Zimmer seine Ängste, daß sich das Leben grundlegend geändert
habe, und die schrittweise Rückkehr in ein normales
Leben. Aus persönlichen und beruflichen Gründen ist
die Geschichte aufs engste mit der Wende in der
ehemaligen DDR verwoben.

Ich muß an dieser Stelle auch Kritik an Zimmers
Buch üben. Ich hätte mir gewünscht, daß die medizi-

---

*   *Die gelbe Karte* von Dieter Zimmer ist im Bastei Lübbe
Verlag erschienen.

nischen Tatsachen in einem Vorwort oder Anhang zusammengefaßt worden wären. Trotzdem möchte ich die Lektüre empfehlen, da relativ wenig Literatur den Schlaganfall beschreibt.

Übrigens: Von meiner Lebensgefährtin Christine und meiner Mutter begleitet, die mich am Ärmel festhielten bzw. unterhakten, ging ich auf meinen Stock gestützt durch die Mansteinstraße und die Großgörschenstraße, etwa einen halben Kilometer, wo ich mich in einer Gaststätte ausgeruht und etwas getrunken habe.

Mai 1997

Theoretischer Exkurs

Die Therapie nach Bobath

Dieses Behandlungskonzept für Patienten mit Halbseitenlähmung stammt von Berta und Dr. Karl Bobath. Beide waren deutsche Juden, die vor der Verfol-
gung durch die Nationalsozialisten flohen, zunächst
nach London emigrierten und dann in die Schweiz
übersiedelten. Berta Bobath, die in England als
Krankengymnastin tätig war, entwickelte die Methode in den vierziger Jahren auf experimenteller Basis.
Ihr Ehemann, Karl Bobath, von Beruf Mediziner,
versuchte ihre Leitgedanken und die Ergebnisse ihrer praktischen Arbeit neurophysiologisch wissen-
schaftlich zu erklären. Im Laufe der Jahre wurde das
Konzept erweitert und verbessert.

Es handelt sich weder um eine Technik noch um
eine Vielzahl von Übungen, sondern um eine Abfolge
von aufbauenden Handlungen und Bewegungen, um
verlorengegangene Funktionen soweit wie möglich
wiederherzustellen.

Dem Schlaganfall-Patienten ist ein physiolo-
gischer Bewegungsablauf-Mechanismus verlorengegangen. Eine normale Bewegung erfordert einen
normalen Haltungstonus der:

1. hoch genug ist, um der Schwerkraft entgegen zu wirken,

2. nicht so hoch sein darf, daß Bewegung unmöglich wird,

3. angepaßt sein muß, um fließende, koordinierte Bewegungen zu erlauben.

Beim Vorhandensein einer Spastik werden diese drei Komponenten nicht erfüllt und die Bewegung dadurch erschwert oder unmöglich gemacht. Auch Bewegungsmuster wie das Gehen, Aufstehen, Greifen etc. sowie das Gleichgewicht ist bei diesen Patienten gestört. Meist sind Qualitäten wie die Sensibilität, der Tastsinn bzw. das Lageempfinden der Gelenke und die Wahrnehmung in Mitleidenschaft gezogen. Manchmal ist das so ausgeprägt, daß die Patienten überhaupt nicht merken, daß sie eine gelähmte Körperseite haben, oder sie »vergessen«, daß sie noch eine zweite Körperhälfte besitzen.

Zudem bilden sich stereotype Haltungs- und Bewegungsmuster heraus – Kopf, Rumpf, Arm und Hand sowie auch das Bein und den Fuß betreffend –, die der Patient willkürlich nur wenig verändern kann. Komplexere Bewegungen, wie bei nach oben gestrecktem Arm den Ellbogen zu beugen oder zu strecken oder gar gleichzeitig die Finger zu bewegen, sind ihm nicht möglich.

Daraus ergeben sich für den Therapeuten prinzipielle Fragen wie:

– Was kann der Patient?

– Wie bewegt er sich?

– Warum bewegt er sich in dieser speziellen Art und Weise und anders als wir?

– Ist sich der Patient seiner Störung bewußt?

– Kann er sich der neuen Situation anpassen?

Entsprechend dieser Analyse baut nun die Behandlung nach dem Bobath-Konzept auf:

1. Normalisierung des Muskeltonus.

a. Heraufsetzen des Muskeltonus, zum Beispiel durch Tapping, einem leichten Schlagen auf Muskeln mit zu geringem Spannungszustand.

b. Herabsetzen des Muskeltonus zum Beispiel durch Lösen des Schulterblattes durch bestimmte, vom Therapeuten geführte Bewegungen.

c. Bewegungsmuster Anbahnen bzw. Aktivierung durch Facilitation, evtl. anfangs mit kompletter Hilfe bis hin zum Fingerzeig.

2. Wiedererlangen der Körpersymmetrie und des Gleichgewichts, unter anderem durch Stimulation normaler Gleichgewichtsreaktionen.

3. Einbeziehen der betroffenen Seite in die jeweiligen Bewegungsmöglichkeiten des Patienten.

Viele Patienten benutzen den betroffenen Arm deshalb nicht, weil die Bewegungen mit dem gesunden Arm schneller gehen. Er wird zum lästigen Anhängsel.

In den letzten Jahren hat dabei die Rolle des Rumpfes bzw. seine Kontrolle in der Behandlung immer mehr Beachtung gefunden und ist zu einem zentralen Ausgangspunkt der Behandlung geworden, da man erkannt hat, daß eine gute Rumpfkontrolle Voraussetzung für die Wiedererlangung guter Arm- und Beinfunktionen ist.

Ein weiterer wichtiger Punkt des Bobath-Konzeptes ist die ganzheitliche Betreuung durch das medizinische Team und die Angehörigen. Letztere werden vom Personal angeleitet, wie sie therapieunterstützend mit dem Betroffenen umgehen sollen.

Ein 24-Stunden-Management sorgt auch in den Ruhe- und Schlafphasen durch entsprechende Lagerung für ein funktionelles Training.

Das Bobath-Konzept ist ein Ansatz zur Problemlösung in der Befundaufnahme und Behandlung von Personen mit Störungen von Tonus, Bewegung und Funktion, welche verursacht werden durch eine Läsion im Zentralnervensystem. Ziel der Behandlung ist die Optimierung der Funktion über die Verbesserung der Haltungskontrolle und selektive Bewegung durch Facilitation.

Übrigens: Ein Kinderfahrrad besitzt gegebenfalls Stützräder. Das Kind benötigt etwa ein Jahr, um auf dem Fahrrad das Gleichgewicht halten zu können. Bei diesem Lernvorgang handelt es sich um einen neurologischen Prozeß.

von Dagmar Papadimitriou, meiner ersten Krankengymnastin, überarbeitet

Die Therapie nach Perfetti

Der italienische Neurologe Prof. Carlo Perfetti entwickelte in den siebziger Jahren ein Behandlungskonzept speziell für Patienten mit Halbseitenlähmung, basierend auf den neuesten neurophysiologischen, neuropsychologischen und auch philosophischen (u. a. Popper) Erkenntnissen. Ein besonderes Anliegen von Perfetti ist es, neue wissenschaftliche Erkenntnisse in sein Rehabilitationskonzept einfließen zu lassen, um diese dann gegebenfalls zu modifizieren.

Man geht heute davon aus, daß das Gehirn eine Vielzahl von Informationen taktil-kinästhetischer Art erhalten muß, um ein gezieltes, sinnvolles Bewegungsprogramm zu erstellen und in die Peripherie ausschicken zu können. Dieser Prozeß ist bei Schlaganfallpatienten teilweise oder ganz gestört. Das Gehirn erhält nur unvollständige Angaben und kann deshalb entweder überhaupt keine oder keine selektive Muskelaktivität organisieren. Wahrnehmung und Bewegung bedingen sich also gegenseitig.

Die wichtigste Grundvoraussetzung für das Lernen ist die Aufmerksamkeit. Ohne sie versteht der

Patient nicht, was um ihn geschieht. Er kann die Reize nicht richtig aufnehmen, so daß dem Gehirn Informationen vorenthalten bleiben.

Bei allen kognitiv-therapeutischen Übungen muß der Patient eine Aufgabe lösen. Er muß zum Beispiel »blind« erkennen, wie weit sein Ellbogen vom Therapeuten gebeugt wurde oder welche Form eine Figur hat, um die ihn der Behandelnde mit dem Finger führt. Im Verlauf der Behandlung übernimmt der Patient selbst die Bewegung, die er durch die vorangegangenen Übungen zu kontrollieren gelernt hat.

Ein weiteres großes Problem stellt die Spastizität dar. Um explizit auf sie eingehen zu können, muß man sie näher analysieren. Nach dem jetzigen Erkenntnisstand besteht die Spastik aus vier Komponenten:

1. Abnorme Reaktion auf Dehnung (abnormer Stretchreflex)

Streckt man beispielsweise bei einem Schlaganfallpatienten den Ellbogen passiv, verspürt man einen Widerstand des Beugemuskels gegen die Strekkung, der um so schneller und intensiver auftritt, je höher die Geschwindigkeit ist, mit der er bewegt wurde. Dies ist die abnorme Reaktion auf Dehnung. Läßt man den Arm dann los, kehrt er in die gebeugte Stellung zurück.

2. Abnorme Irradiation

Unter einer physiologischen Irradiation versteht man ein »Überfließen« willkürlicher muskulärer Anspannung auf eine andere Muskelgruppe, die an der

Aktion nicht direkt beteiligt ist. Bei hemiplegischen Patienten findet dieses Überfließen immer auf dieselben Muskelgruppen statt, die keine funktionellen Eigenschaften hinsichtlich der motorischen Aufgabe haben und auch nicht veränderbar sind. Hebt zum Beispiel der Patient den Kopf in Rückenlage an, so beugt sich der betroffene Arm und das Bein streckt sich.

3. Synergistische Schemata

Synergien sind die ersten Bewegungen, die wieder auftreten. Sie sind stereotyp und bei allen Hemiplegie-Patienten gleich. Die Synergieschemata aktivieren besonders die großen, rumpfnahen Gelenke. Diese nur grobmotorisch durchführbaren Bewegungen stellen eine extreme Armut und Fixierung von Bewegungsmöglichkeiten dar. Hand-, Finger- und Fußgelenken fehlt meist jegliche wesentliche Bewegung, und sie entfallen als tastende, informationsgebende, interaktive Organe.

4. Defizit der Muskelrekrutierung

Es besteht sowohl in quantitativer wie qualitativer Hinsicht ein Defizit, motorische Einheiten (Muskelzelle mit der versorgenden Nervenzelle und ihrem Fortsatz) zu aktivieren, was auch als Parese oder Muskelschwäche bezeichnet wird.

Diese vier Elemente haben unterschiedliche neurophysiologische Ursachen. Prof. Perfetti entwickelte für jede dieser Störungen spezielle Übungen, die gezielt auf das jeweilige Problem Einfluß nehmen. Daraus sind die Übungen ersten, zweiten und dritten Grades entstanden. Bei all diesen Übungen muß der Patient die Augen geschlossen halten. Dies ist ein entscheidender Unterschied gegenüber anderen Therapieformen. Bei geschlossenen Augen steigt erfahrungsgemäß die Konzentration, ohne sie wird der Patient nicht in der Lage sein, mit dem tastenden Finger eine Form zu erfühlen und zu erspüren. Erlaubt man ihm, die Übung visuell zu verfolgen, ist er nicht mehr gezwungen, sich voll auf das Erfühlen der Form oder Figur zu konzentrieren; er »verschenkt« ein wertvolles Potential.

Wichtig ist, daß jede Bewegung in der therapeutischen Situation sinnvoll ist, das heißt, sie braucht ein konkretes Ziel. Eine Bewegung ohne Ziel ist für das Gehirn sinnlos und daher ohne Lerneffekt.

Die Übungen ersten Grades:

Der Patient selbst führt bei den Übungen ersten Grades keine Bewegung aus. Der Behandelnde führt für den Patienten etwa den Zeigefinger um die Kante einer Figur herum, die der Patient nun mit geschlossenen Augen erkennen muß, das heißt er muß aktiv eine Aufgabe lösen: Seine Aufmerksamkeit wird dabei maximal gefordert.

Die Übungen zweiten Grades:

Merkt man, daß der Patient beginnt, bei einer Übung etwas mitzuhelfen, um die abnorme Reaktion auf Dehnung zu kontrollieren, und daß die taktil-kinästhetische Wahrnehmung besser wird, kann man zu den Übungen zweiten Grades übergehen. Er darf nun gerade soviel mithelfen, daß keine pathologischen Reaktionen auftreten. Hinzu kommen Informationsquellen wie die Druckwahrnehmung und die Wahrnehmung von Reibewiderständen. Die Augen sind geschlossen.

Die Übungen dritten Grades:

Hier soll der Patient die Bewegung bei geschlossenen Augen selbständig ohne Hilfe des Therapeuten ausführen. Der Beginn ist aber schleichend, das heißt, Teile der Bewegung müssen vielleicht noch vom Behandelnden übernommen werden, denn es dürfen auch hier keine pathologischen Elemente auftreten.

Jede Übung kann auf das Vielfältigste variiert, somit der Schwierigkeitsgrad graduell und individuell auf den Patienten zugeschnitten werden. Ziel ist es, ihn bis zum Maximum zu fordern, ohne dabei zu überfordern. Die Übung muß sich dem Patienten anpassen, nicht umgekehrt.

Der philosophische Hintergrund dieser Therapie ist die systemische Anschauungsweise.

»Der Mensch ist ein System, das Gesetze und Eigenschaften für die Gesamtheit des Systems bietet. Diese Gesetze sind folgerichtig verschieden von den Gesetzen oder Eigenschaften der einzelnen Elemente des Systems.« *Jean Piaget*

Übrigens: Ein Raumfahrer, der sich mehrere Monate im All aufgehalten hat, hat bei seiner Rückkehr auf die Erde große Probleme beim Gehen. Es ist bekannt, daß der lange Aufenthalt in der Schwerelosigkeit unter anderem dazu führt, daß man verlernt, das Gleichgewicht zu halten. Das Problem ist also direkt mit meinen Schwierigkeiten beim Gehen vergleichbar.

von Dagmar Papadimitriou überarbeitet

Erfahrungen mit den Therapien von Bobath und Perfetti

Meine nachfolgenden kritischen Betrachtungen sind aufgrund von Erfahrungen entstanden. Beiden Konzepten ist gemein, daß man in sich hineinspürt. Bei Bobath soll das eigene Gewicht gespürt werden und bei Perfetti sollen Bewegungserleichterungen erreicht werden, indem die Bewegung erfühlt wird. Diese Wahrnehmungsschulung halte ich für sehr gut, auch deshalb, weil die Krankheit es mir ermöglicht, Sinne zu entwickeln, die ein gesunder Mensch nicht besitzt. Beispielsweise spüre ich, wie sich mein Gleichgewichtssinn von Monat zu Monat verändert. Ich habe hier eine Wahrnehmung entwickelt, von der ich behaupte, daß ein gesunder Mensch nicht einmal weiß, daß es sie gibt. Ich wäre als gesunder Mensch nicht im entferntesten darauf gekommen, mein Gleichgewicht zu spüren. Sehr gut finde ich außerdem die Betonung des kognitiven Elementes in dem Ansatz von Perfetti. Ich bin zwar kein ausgesprochen intellektueller Typ, kann mich jedoch sehr stark konzentrieren. Ich sehe hier den Hauptgrund dafür, daß diese Behandlungsart bei mir sehr gut wirkt.

Müßte ich mich für eines der beiden Behandlungs-konzepte entscheiden, so würde ich das von Prof. Perfetti wählen, weil meine Sensorik nicht einge-schränkt ist, das Erspüren aber bei seinem Konzept im Vordergrund steht. Das Erspüren ist zwar auch bei Bobath wichtig, wird aber eher beiläufig abgehandelt. Ein direkter Vergleich zwischen beiden Behandlungs-konzepten ist jedoch schwierig. Bei Bobath bleibt mir unklar, was die Therapie letztendlich bewirkt hat, während bei der Therapie nach Perfetti eine spürbare Wirkung der Behandlung erzielt wurde.

Beiden Konzepten ist gemein, daß der Patient nicht überfordert werden darf. Unsicherheit oder Angst davor führte dazu, daß ich von den Therapeu-ten nicht bis an meine Grenzen gefordert wurde. Ich halte hiervon überhaupt nichts. Ganz im Gegenteil meine ich, daß dem Patienten nur eine Behandlung nützt, die ihm eine maximale Leistung abverlangt. Außerdem findet manchmal nur eine mangelhafte Umsetzung der Theorie in die Praxis statt. Vermut-lich aus Angst vor einer Spastik werden bestimmte Bewegungen nicht durchgeführt.

Von mir wird zuviel Geduld erwartet. Wichtig ist erstmal, mich überhaupt fortbewegen zu können. Mir wäre lieb, bald gehen zu können und dies später zu perfektionieren. Diese Vorgehensweise widerspricht aber der Theorie von Perfetti. Es ist frustrierend zu sehen, daß bei anderen Personen der Gesundungspro-zeß sehr viel schneller abläuft und diese früher Fortschritte machen als ich. (Etwa Patienten, die einen Unfall hatten und nach einem anderen Konzept behandelt werden.) Als großes Manko beim Konzept von Perfetti empfinde ich, daß frühzeitiges Gehen untersagt wird, weil dieses nach einem spastischen Muster erfolgt bzw. ein solches provoziert. Ich bin kein Mediziner, jedoch scheint Spastik nur von untergeordneter Bedeutung bei meinem Krankheitsbild zu sein.

Mein Hauptkritikpunkt an beiden Theorien ist jedoch ein anderer. Ich bemängele sehr, daß beide Theorien das motorische Element vernachlässigen. Ich meine, daß aktiv alles bewegt werden muß, was sich bewegen kann. Ich halte diesen Weg für sehr sinnvoll, um weitere Motorik zu erzeugen. Schon während meines Aufenthaltes in den Krankenhäusern und Kliniken habe ich zusätzlich geübt. Ich mache das Gehen außerhalb der Therapie und das eigene Trainieren mitverantwortlich dafür, daß ich immer noch Fortschritte mache.

Beide Theorien werden von den meisten ihrer Anhänger wie eine Religion vertreten. Ich meine jedoch, daß ein Patient ruhig nach beiden Theorien, ergänzt durch ein besonderes Training der Motorik, behandelt werden kann.

Übrigens: Ich bin am letzten Wochenende (Mai 1997, also mehr als zwei Jahre nach dem Klein- und Stammhirninfarkt) erstmals seit dem Beginn der Krankheit mit viel Mühen und Zeitaufwand von zuhause zur S-Bahn gegangen. Hierzu sind allerdings zwei Begleitpersonen notwendig, eine Person, die mich unterhakt und eine Person, die den Rollstuhl schiebt.

Probleme beim Sprechen

Als Antwort auf einen meiner Rundbriefe erreichte mich folgende Zuschrift:

Aphasie bedeutet nicht so sehr »ohne Sprechen« als »ohne Sprache«. Außerdem sind bei Aphasie per Definition immer alle sprachlichen Modalitäten (Sprechen, Verstehen, Lesen, Schreiben) betroffen, wenn auch teilweise unterschiedlich schwer. Wenn nur die motorische Komponente des Sprechens betroffen ist (nach einem Schlaganfall), heißt die Störung Dysarthrophonie oder Dysartrie. Wenn das Schreiben aufgrund motorischer Einschränkungen des Armes oder der Hand nicht möglich ist, spricht man auch nicht von Aphasie. Dann erfolgt die Behandlung ja in der Ergotherapie und nicht in der Sprachtherapie. Dasselbe gilt für gestörtes Lesen bei zum Beispiel Gesichtsfeldausfall oder anderen Sehstörungen. Sie haben sicherlich keine Aphasie. Eine Aphasie tritt nach einem Schlaganfall in der Region wie der Ihren im allgemeinen nicht auf.

Dysarthrie ist eine zentrale Störung der Sprechmotorik, die bei mir das Sprechen beeinträchtigt. Es gibt verschiedene Formen, die durch die Art der Erkrankung bzw. die Lage der motorischen Beeinträchtigung im Gehirn definiert werden.

Bei mir bestimmt, aufgrund der Lage des Infarkts, eine Kombination aus hypotonen Merkmalen die Sprechweise. Ich versuche diese zu beschreiben: Die Sprechatmung ist hypofunktionell, die Phrasen sind sehr kurz und leise, manchmal ebbt das Sprechen weg. Die Stimme klingt meist behaucht und manchmal auch rauh. Tonhöhenveränderungen sind kaum möglich. Zunge und Gaumensegel bewegen sich verlangsamt, wodurch eine hypernasale Resonanz entsteht und die Vokale teilweise klanglich verändert sind. Die Konsonanten kommen unpräzise, verwaschen. Wenn zum Beispiel das Gaumensegel nicht schließt, werden keine Plosive produziert. Sie entfallen, werden verschluckt und selten treten nasale Reibegeräusche (wie eine Art Schnarchen) an ihre Stelle. Schafft etwa die Zunge nicht schnell genug den Abschluß am Gaumen, um das »k« zu bilden, entsteht der Reibelaut »ch«. Die Sprechgeschwindigkeit ist langsam. Lautstärke und Tonhöhe sind recht monoton und die Betonung demzufolge reduziert.

Übrigens: Wissen Sie, warum ich so große Angst vor dem Stürzen habe? Es sind gar nicht die möglichen Schmerzen beim Sturz, wie ein unbefangener Betrachter meint, sondern das Gefühl, dann nicht mehr auf die Beine zu kommen, ohne sich irgendwo hochziehen zu können.

von Astrid Kaiser überarbeitet, Logopädin am ZaR

Entwicklung der Sprache

Bei meiner Einlieferung ins Krankenhaus Zehlendorf
(am 4. Juli 1995) habe ich noch keinen Ton herausbekommen. Inzwischen habe ich ganz langsam gelernt,
mich wieder zu artikulieren. Noch gut kann ich mich
an den Zeitpunkt erinnern, als ich zum ersten Mal
wieder einen Laut von mir geben konnte. Von einer
Normalisierung des Sprachvermögens kann heute
immer noch nicht die Rede sein, obwohl sich das
Sprechen kontinuierlich verbessert hat.

Wie ich schon einmal erwähnt habe, ist bei dem
Gesundungsprozeß, der bei mir eingesetzt hat, unklar, ob eine Erholung geschädigter Hirnteile stattfindet, ob nichtgeschädigte Hirnpartien die Funktions-
weise der geschädigten Hirnpartien übernehmen,
oder aber ob eine Kombination aus beiden Vorgängen
stattfindet. Außerdem müßte geklärt werden, ob das
Großhirn Aufgaben des Kleinhirns übernimmt.

Lassen Sie mich jetzt etwas näher auf die kind-
liche Sprachentwicklung eingehen. Zwei Erklärungs-
ansätze haben hier besonderes Gewicht: Der ameri-
kanische Linguist Chomsky nimmt an, daß es ein
autonomes aufgabenspezifisches Modul für den

Spracherwerb gibt. Die Sprachentwicklung ist ein isoliertes geistiges Phänomen, das zu keiner anderen geistigen Entwicklung in Beziehung steht. Sprache erklärt sich aus sich selbst. Es gibt sprachliche Universalien (die »universelle Grammatik«), mit denen alle Kinder auf die Welt kommen. Je nachdem, in welche Sprache sie »hineingeboren« werden, bilden die Kinder Hypothesen über mögliche Regeln, die den Laut- und Wortfolgen ihrer Muttersprache zugrunde liegen. Im Hypothesenbewertungsverfahren wird die Richtigkeit der Regeln geprüft, bewertet und diese gegebenenfalls übernommen. Chomsky untermauert seine Theorie mit Argumenten aus der Linguistik und der Evolution. Die Anhänger und Schüler des Schweizer Entwicklungspsychologen Piaget dagegen – die sich persönlich nicht speziell mit Fragen des Spracherwerbs befaßten – glaubten, daß die sprachliche Entwicklung nicht losgelöst vom Rest der kognitiven Entwicklung verläuft. Piaget teilt die kognitive Entwicklung in vier Hauptstadien ein: die senso-motorische Periode (ca. 0–2 Jahre), die präoperationale Periode (ca. 2–7 Jahre), die Periode der konkreten Operationen (ca. 7–11 Jahre), die Periode der formalen Operationen (11–15 Jahre). Durch empirisch-observationelle Forschung mit Kindern in den verschiedenen Phasen beobachtete Piaget, wie vorhandene Umweltreize mit dem jeweiligen kognitiven Raster des Kindes interpretiert wurden, bis es plötzlich größere Abstraktionen vornehmen konnte und kognitiv in die nächste Periode vorstieß. Die Entwicklung der Sprache kann durch dieses Konzept erklärt werden, zum Beispiel ist der rapide Anstieg des Wortschatzes ab zwei Jahren ein Zeichen für die Fähigkeit zur Objektpermanenz (auch nicht sichtbare und fühlbare Gegenstände sind prinzipiell vorhanden und können durch einen Namen symbolisiert werden), und der Erwerb der grammatischen Regeln ist ein Zeichen für die Fähigkeit zur Manipulation von Symbolen.

Verhaltensforscher wie Skinner gehen vom Einfluß von Umweltreizen bei der Sprachentwicklung aus. Das gesamte Verhalten ist eine Reaktion auf Außenreize, es gibt keine angeborenen Strukturen. Kinder lernen die Sprache, weil sie die Erwachsenen imitieren, wobei richtiges fehlerloses Sprechen belohnt bzw. positiv verstärkt wird.

Empirisch ist durch zahllose Arbeiten belegt, daß die normale Sprachentwicklung des Kindes, grob schematisch, wie folgt verläuft:

Das Neugeborene schreit. Dann kommen nach ca. zwei Monaten gurrende, juchzende, quietschende und lallende Laute dazu. Langsam fängt das Baby an, kehlige und dann Laute in allen Artikulationszonen zu bilden. Mit etwa drei Monaten kommt die Vokalisation dazu, und das Baby lallt Silben, zum Beispiel »ba« oder »be«, später auch Silbenverdopplungen wie »gaga«. Mit ca. zehn Monaten kommt es zu Lallmonologen (»babadagenama«) und um den ersten Geburtstag tauchen die Worte »Mama« oder »Papa« auf. Mit einem Jahr spricht das Kind zwei bis zehn Wörter in der Kindersprache wie »balla« oder »wauwau«.

Die motorische und die kognitive Entwicklung verlaufen parallel. Motorisch brauchen Kinder also vier bis sechs Jahre, um die feinmotorischen Fähigkeiten des Sprechens zu beherrschen.

Ich nehme an, daß ich während meiner Gesundung, sieht man von den kognitiven Prozessen ab, die ja nicht gestört sind, einen ähnlichen Vorgang durchlaufe wie ein Kleinkind. Ich habe zwar keine Beweise für diese These, jedoch wird es jemandem ausgesprochen schwer fallen, mir das Gegenteil zu beweisen. Aus diesem Grund habe ich der Entwicklung der kindlichen Sprache breiten Raum eingeräumt.

Übrigens: Ich kann mich an die Zeit als Kleinkind erinnern, als ich noch keine langen Strecken gehen konnte und Schluckbeschwerden hatte. Defizite beim Gehen wurden von mir aber damals – im Gegensatz zu den Schluckbeschwerden – nicht als negativ empfunden. Heutzutage ist es genau andersherum.

von Frau Kaiser überarbeitet

Erfahrungen mit der Logopädie

Die Diskussion hier gestaltet sich sehr viel einfacher. Während ich an den Behandlungskonzepten der Krankengymnastik teilweise Kritik geübt habe, werde ich dies nicht an den verschiedenen Konzepten der Logopädie tun. Hierfür lassen sich verschiedene Gründe benennen:

1. Es gibt zwar verschiedene Ansätze, aber die mir bekannten führen nicht zwingend zu unterschiedlichen Behandlungskonzepten. Außerdem fällt auf, daß die jeweiligen Ansätze in der Logopädie nicht den Ganzheitsanspruch haben, der in der Krankengymnastik vorherrscht.

2. Mängel beim Sprechen und beim Gehen werden von mir unterschiedlich gesehen. Der Grund hierfür ist, daß Rollstuhlfahren als Ersatz für Gehen von mir nicht akzeptiert wird, während für das Sprechen ein Ersatz vorhanden ist. Ich kann diese Zeilen schreiben, ohne – oder nur kaum – durch die Krankheit beinträchtigt zu werden. Der Leidensdruck und damit die kritische Betrachtung der Therapien beim Gehen und beim Sprechen sind also völlig unterschiedlich.

Wie bereits erwähnt, habe ich eine logopädische Therapie erhalten, als ich noch gar nicht sprechen konnte. Im Vordergrund der Behandlung stand damals das Tasten und Fühlen. Es ist eine kontinuierliche und stetige Verbesserung des Sprachvermögens eingetreten. Zuerst wurden einzelne Worte, dann ganze Sätze, später ganze Textpassagen geübt. Einer der Schwerpunkte der Therapie ist die Verlängerung der Atmung. Eines meiner Probleme beim Reden ist, daß mir nicht genügend Luft zur Verfügung steht. Generell wird bei mir ein Behandlungskonzept angewandt, das auch bei Kindern benutzt wird. Für oder gegen eine bestimmte Behandlungsmethode kann ich mich jedoch nicht aussprechen.

Das Ende

Andere Krankheitsverläufe

Obwohl ich sehr intensiv gesucht habe, konnte ich – beispielsweise im Internet – nur wenig zur »Locked-in« Thematik finden, während zum Thema »Schlaganfall« einige hundert Dokumente vorhanden sind. Dies ist Ausdruck der großen Seltenheit, mit der diese Krankheit auftritt.

Findet nach dem Klein- und Stammhirninfarkt keine Beatmung und künstliche Ernährung statt, so tritt mit an Sicherheit grenzender Wahrscheinlichkeit der Tod ein. In dieser Krankheitsphase hängt das Leben des Patienten von Maschinen ab. Ich fühle mich an Science-Fiction-Geschichten erinnert. Wie weit sind wir noch von der Vision entfernt, nach dem Ableben in einem Computer weiter existieren zu können?

Einem Lehrfilm entnehme ich, daß trotz des Einsatzes moderner Gerätemedizin die meisten vom Locked-in-Syndrom betroffenen Patienten versterben.

Gehirnschlag als Todesursache ist keinesfalls eine Seltenheit. Liegt aber eine »natürliche« Todesursache vor, so findet in den seltensten Fällen eine Obduktion statt. Ich vermute daher, daß eine sehr hohe Anzahl nicht erkannter Fälle vorliegt. Exakte Zahlen aus der medizinischen Literatur über die Häufigkeit des Auftretens liegen jedoch nicht vor. Wir sind daher auf eigene Schätzungen angewiesen.

Für die Mehrzahl der Überlebenden endet die Krankheit so, wie sie beginnt. Sie verbleiben in der Locked-in-Phase, werden zu Schwerstbehinderten, das heißt Personen mit einer Mehrfachbehinderung. Viele wohnen in Heimen.

Aus dem Internet bzw. der Presse weiß ich von Patienten, die nach achteinhalb Jahren und vier Jahren noch immer beatmet werden müssen und ich habe Kontakt zu einer Person, die nach 12 Jahren weiterhin künstlich ernährt wird. Die Amerikanerin Julia Tavaloro, die das im Herder / Spektrum Verlag erschienene Buch »Bis auf den Grund des Ozeans« geschrieben hat, kann 30 Jahre nach dem Infarkt weder Reden noch Gehen.

Als Reaktion auf meine Rundbriefe habe ich folgende Post erhalten:

Sehr geehrter Herr Pantke,
Jetzt sind viereinhalb Jahre seit meinem Hirnstamminfarkt vergangen. Ich habe mich so gut es geht an das neue Leben gewöhnt. Laufen kann ich zwar immer noch nicht, weil die ganze linke Seite noch nicht so will, aber wenigstens Lesen und Computerschreiben funktionieren schon wieder ganz gut. Ich habe also nichts mehr und meine Rente geht für den Heimplatz drauf. Aber Vorsicht, ich kann nicht

sprechen. *Leider auch eine Folge des Hirnstamm-*
infarktes. Dabei habe ich früher Vorlesungen gehal-
ten. Naja, was soll's, Sprache zu haben ist nicht das
Wichtigste.

Viele Grüße von Friedemann Knoop

Auch Herr Knoop hat ein Manuskript über die Krankheit geschrieben und sucht für dieses einen Verleger.

Es ergäbe sich ein düsteres Bild vom Verlauf der
Erkrankung, wenn ich nicht noch die folgenden Zuschriften anführen würde:

Lieber Herr Pantke!
Ich habe vor einem Jahr eine Hirnstammblutung
mit der Folge eines Locked-in-Syndroms erlitten. Ich
sitze noch im Rollstuhl, kann alleine noch keinen
Transfer bewältigen und mich noch nicht richtig
bewegen. Schlucken kann ich bis jetzt nur breiige
Nahrung. Mit meinem Mann und meiner Tochter ist
eine Unterhaltung möglich.

Mit herzlichem Gruß
Marion Schäffer

Meine Lebensgefährtin erfährt am Telefon, daß die
Patientin unter Anleitung erste Gehübungen macht.

Außerdem bekam ich einen Brief von einer Patientin, die angibt, fünf Jahre nach dem Infarkt wieder völlig gesund geworden zu sein.

Beim Lesen der Krankengeschichten fiel mir eine

Besonderheit auf: Abgesehen von den Menschen, bei denen ein Gesundungsprozeß erst gar nicht einsetzt, scheinen bei allen anderen Patienten die Stationen der Erkrankung mit etwa gleicher Intensität, jedoch drastisch unterschiedlichen Geschwindigkeiten durchlaufen zu werden, wobei der Gesundungsprozeß nach 10 bis 15 Jahren stagniert.

Die Erkenntnis ist einfach, trivial ist sie nicht. Nehmen wir ein Gegenbeispiel. Bei einem Krebsleiden werden einzelne Krankheitsphasen mit unterschiedlicher Intensität durchlebt. Dieses führt gerade bei einem Patienten zum Tod, während ein anderer weiterlebt. Der Krankheitsverlauf des Stammhirninfarktes zeichnet sich dadurch aus, daß er beim Individuum mit einer ganz bestimmten Geschwindigkeit verläuft, bis der Prozeß irgendwann zum Stillstand kommt. Ich vermute, daß diese Faustregel für alle Erkrankungen des Gehirns zutrifft.

Übrigens: Ich habe in einem früheren Text geschrieben, daß ich manchmal beim Laufen das Bild habe, auf einem hohen Kran zu stehen und in die Tiefe zu blicken. Als ich dies schrieb, dachte ich, es gäbe hiervon keine Steigerung. Ich habe mich getäuscht. Letztens habe ich geträumt, daß ich auf den ca. einen Meter breiten Tragflächen eines Kleinflugzeuges laufen muß, das sich in der Luft befindet. Jeder Fehltritt ist ein Weg in den sicheren Tod.

Dezember 1997

»Schmetterling und Taucherglocke«
Bauby (1997)

Schon die Umstände, unter denen der vom »Locked-in-Syndrom« betroffene Autor schrieb – er diktierte seiner Lektorin dieses Buch durch das Schlagen des Augenlides, da er am ganzen Körper gelähmt war – lassen dieses Werk etwas Besonderes sein. Innerhalb kürzester Zeit wurde es in Deutschland zum Bestseller.

Als ich das Buch gelesen habe, war mir sofort klar: Hier beschreibt jemand Erfahrungen, die du auch erlebt hast. Zuerst habe ich noch an eine zufällige charakterliche Übereinstimmung geglaubt, bis ich auf eine Stelle gestoßen bin, an der Jean-Dominique Bauby sich selbst beschreibt: als aufbrausend, leidenschaftlicher Bücherliebhaber, als jemanden, der gerne gut ißt und ein rotes Cabrio fährt. Abgesehen von der Vorliebe für Bücher bin ich so ziemlich das Gegenteil von Jean-Dominique Bauby: eher sanftmütig, Essen dient lediglich dazu, meine vitalen Funktionen aufrechtzuerhalten und Autos sind mir verhaßt. Gemeinsame Erfahrungen sind daher vorwiegend auf die Krankheit zurückzuführen. Gleichzeitig wurde mir klar, daß meine Texte mehr über die Krankheit enthalten, als ich bisher annahm.*

Ich wäre jedoch nicht selbst Wissenschaftler, wenn ich nicht wüßte, daß einem Selbstversuch in der Medizin, in meinem Fall einer Selbstbeobachtung, kaum Bedeutung zukommt. Dies liegt einfach daran, daß mit einem einzelnen Ereignis keine Statistik möglich ist. Eine vollkommen andere Situation ergäbe sich jedoch, falls sich zwei oder drei Patienten mit derselben oder einer ähnlichen Krankheit finden würden, die ihren Krankheitsverlauf zu Papier bringen und öffentlich machen würden. Insgesamt stünden dann schon einige Krankengeschichten zur Verfügung, eine Statistik wäre möglich und zufällige Übereinstimmungen könnten praktisch ausgeschlossen werden. Ich möchte daher sowohl explizit alle Patienten auffordern, ihre Krankengeschichte aufzuschreiben, als auch den Appell an Mediziner richten, weitere Forschungen auf dem Gebiet zu betreiben.

Ich weiß natürlich auch nicht, wie es Jean-Dominique Bauby in seiner Taucherglocke ging. Aber da ich mich selbst darin befunden habe, kann ich wenigstens auf einige Gegenstände in seiner Welt innerhalb der Taucherglocke hinweisen und Vergleiche mit dem eigenen Krankheitsverlauf anstellen. Werden doch

---

* Das Buch ist im Zsolnay-Verlag, Wien, erschienen und eignet sich hervorragend zum Verschenken.

gerade die Passagen, die sich auf die Krankheit beziehen, von einem gesunden Menschen schnell überlesen.

1. Die wohl offensichtlichste Übereinstimmung ist, daß wir beide Rundbriefe schreiben.

2. Wir fragen uns nach der Motivation, Rundbriefe zu verfassen. Im November 1997 schreibe ich »Meine Krankheit hat in mir ein intellektuelles Vakuum hinterlassen.« Jean-Dominique Bauby drückt diesen Sachverhalt etwas poetischer aus: »...daß mein intellektuelles Potential weiterhin dem einer Schwarzwurzel überlegen war ...«.

3. Durch die Krankheit kommt es zu einer völligen Zerstörung des Selbstbewußtseins. Jean-Dominique Bauby mußte sich als »Gemüse« bezeichnen lassen – das kommt einem Ausschluß aus der menschlichen Gemeinschaft gleich.

In der Wiederherstellung des Selbstbewußtseins sehe ich auch eine der wichtigsten therapeutischen Arbeiten. Welche Bedeutung das hat, zeigt die folgende Betrachtung. Zum Zeitpunkt, da ich diesen Text schreibe, bin ich in der Lage, in Begleitung durch die Wohnung zu gehen. Allein ist dies jedoch unmöglich. Schon bei dem Gedanken verkrampft sich meine linke Seite. Mein Selbstbewußtsein bleibt weit hinter den körperlichen Fähigkeiten zurück. Bei der Wiederherstellung des Selbstbewußtseins handelt es sich um eine Gratwanderung. Einerseits muß der Patient an die Grenzen seiner körperlichen Leistungsfähigkeit herangeführt werden, andererseits darf diese Grenze nicht überschritten werden; die Aufgabe muß für den Patienten lösbar bleiben.

4. Durch die Krankheit kommt es zu einer Zerstörung des Realitätssinns. Mit voranschreitender Gesundung wandelt sich der zerstörte Realitätssinn in eine Menschenscheu und depressive Stimmung um, die ich im Text vom Oktober 1996 beschrieben habe. Jean-Dominique Bauby schreibt:»Die Straße stand in ihrer Julipracht, aber für mich war noch immer Winter, und ich sah auf eine gefilmte Kulisse, die für mich hinter die Scheiben des Krankenwagens projiziert wurde.«

5. Bei Beginn der Erkrankung war eines der Ohren verstopft und erst nach einer Spülung konnte ich wieder normal hören. Auch Jean-Dominique Bauby beklagt die Verstopfung eines seiner Ohren.

6. Ich bin durch die Erkrankung sehr geräuschempfindlich und schreckhaft geworden. Äußerst qualvoll empfinde ich lautes Schreien in meiner Umgebung. Auch muß das Fenster immer geschlossen sein, da mich der hereinströmende Lärm stört. Ich bin nur ein medizinischer Laie, möchte jedoch folgende Bemerkung machen: Für mich stellen sich Klein- und Stammhirn wie ein Filter dar, der das Großhirn schützt. Auch Jean-Dominique Bauby beklagt sich über die laute Umwelt.

7. Im Text vom August 1996 fordere ich Geduld ein. Jean-Dominique Bauby läßt die Neurologin sagen: »Sie brauchen viel Geduld.«

Jean-Dominique Bauby verstarb am 9. März 1997, wenige Tage nach der Veröffentlichung seines Buches in Frankreich. Der Autor hinterläßt zwei Kinder und eine Lebensgefährtin.

Übrigens: So langsam passiert mit dem Arm das, was mir im Krankenhaus Zehlendorf schon vor anderthalb Jahren prophezeit wurde: »Rechts zieht links mit.« Gemeint ist, daß die rechte, weniger betroffene Seite einen positiven Einfluß auf die linke, paretische Seite ausübt. Für einen Laien völlig unverständlich ist, daß dieser Prozeß zuerst in den Fingern abläuft, denn als Laie würde ich vermuten, daß die Parese in den vom Gehirn weit entfernten Fingern zuletzt verschwindet. Die Parese verschwindet zuerst im Mittelfinger, im Zeigefinger, dann im Daumen, zuletzt im Ringfinger und im kleinen Finger. Was nicht gestimmt hat, war der Zeitraum, in dem solche Prozesse ablaufen. Statt »einige Monate« waren es »einige Jahre«.

Oktober 1997

Sterben und Tod

In einer Diskussion sollten eigentlich Befürworter und Gegner zu Wort kommen. Beim Thema Sterbehilfe liegt der Fall etwas anders. Auf keinen Fall will ich den Befürwortern einer Gesetzesänderung auch noch ein Diskussionsforum verschaffen. Ich werde statt dessen einige ihrer Argumente selbst zusammenfassen und meine Meinung dazu wiedergeben.

These: In Zeiten knapper werdender Ressourcen ist es legitim, auch über ökonomische Gründe bei einer Behandlung, die die Lebenszeit des Patienten verlängert, nachzudenken.

Meine Antwort: Ich möchte nicht in einem System leben, in dem das Geld über die Länge des Lebens entscheidet.

These: Der Verzicht von künstlicher Ernährung und Beatmung stellt einen besonders »schönen Tod« dar.

Meine Antwort: Der Verzicht von künstlicher Ernährung und Beatmung bei einer Person, die darauf angewiesen ist, bedeutet qualvolles Verhungern, Verdursten oder Ersticken.

These: Der Fortschritt in der Transplantationstechnik läßt eine Gesetzesänderung notwendig werden.

Meine Antwort: Die verantwortlichen Ärzte sind mit der derzeitigen Regelung im Großen und Ganzen zufrieden.

These: Die moderne Gerätemedizin hat die Qualen eines Sterbenden ganz wesentlich gesteigert.

Meine Antwort: Wer über die Qualen des Sterbens nachdenkt, hat vor allen Dingen die Schmerzen vor Augen. Mit Medikamenten wird eine weitgehende Schmerzfreiheit erreicht. Allerdings, und das muß deutlich gesagt werden, besteht nach wie vor in Deutschland eine sehr hohe Hemmschwelle bei der Verschreibung schmerzlindernder Mittel.

These: Für manche Menschen bedeutet das Sterben nur eine Erlösung von den Qualen; aus diesem Grund ist aktive Sterbehilfe legitim.

Meine Antwort: Diese Einstellung setzt voraus, daß das Leben zur freien Verfügung des Menschen steht. Eine Einstellung, über die sich streiten läßt.

Als Vorbereitung zu diesem Text habe ich verschiedene Organisationen, die sich dafür einsetzen, daß bestehende Gesetze nicht geändert werden, und das Bundesministerium für Gesundheit angeschrieben. Von dort erhielt ich eine Antwort, in der es unter anderem heißt:

»Für die Auseinandersetzung mit Sterben und Tod gibt es unverrückbare Grundsätze:

1. Die Achtung der Menschenwürde bis zuletzt;
2. die Absage an die aktive Sterbehilfe und

3. die Absage an eine aus ökonomischen Gründen erfolgte Therapiebegrenzung.«

Dies sind Worte, die wegen ihrer Klarheit keiner Interpretation bedürfen.

Im gleichen Brief wurde ich auch über die rechtliche Situation aufgeklärt:»Nach geltendem Recht ist aktive Sterbehilfe auch dann strafbar, wenn jemand durch das ausdrückliche und ernsthafte Verlangen zur Tötung bestimmt worden ist (§ 216 des Strafgesetzbuches). Ich möchte ausdrücklich darauf hinweisen, daß das schwerwiegende Problem der Tötung auf Verlangen nach unserer Grundrechtsauffassung und unserer Weltordnung nicht vom Einzelschicksal her allein gesehen werden darf. Die Bundesregierung hat wiederholt unmißverständlich erklärt, daß sie nicht beabsichtigt, die geltenden Straftatbestände im Strafgesetzbuch, das heißt auch die Vorschrift über die Tötung auf Verlangen, zu ändern.

Denn auch das verlöschende Leben steht unter der uneingeschränkten, verfassungsrechtlich verbürgten Unantastbarkeit und Unverfügbarkeit des menschlichen Lebens nach Artikel 2 Abs. 2 Satz 1 des Grundgesetzes. Der Staat darf danach eine aktive Tötung auch nicht kurz vor dem Todeseintritt hinnehmen. Es ist vielmehr Aufgabe des Staates, Leben zu bewahren und zu schützen. Daraufhin ist unsere Rechtsordnung ausgerichtet, und sie muß auf Lebensschutz ausgerichtet bleiben, wenn das Zusammenleben der Menschen weiterhin in ethisch vertretbarer Weise geregelt sein soll.«

Übrigens: Kann ein Mensch seine inneren Organe spüren? Vor meiner Erkrankung hätte ich wahrscheinlich »nein« geantwortet. Jetzt bin ich sehr viel vorsichtiger und würde wohl mit »ja« antworten, »aber er ist sich dessen nicht bewußt.« Ich meine, daß die Welt, in der jemand lebt, der dem Tod nahe ist, einem Menschen, der im Leben steht, verschlossen bleibt, da die Erfahrungen sich aus ganz verschiedenen Situationen speisen und es keinerlei Gemeinsamkeit gibt.

Oktober 1997

Patiententestamente

Folgendes Beispiel soll zeigen, auf welch tönernen Füßen sogenannte Patiententestamente stehen. Vor meiner Erkrankung hätte ich keine Sekunde gezögert, eine Erklärung zu unterschreiben, in der steht, daß ich weder beatmet noch künstlich ernährt werden möchte. An diese Krankheit hätte ich dabei nicht im entferntesten gedacht. Mit Ausbruch der Krankheit hätte es keine Möglichkeit gegeben, meine Willensäußerung zu ändern. Wäre eine solche Erklärung von dem behandelnden Arzt ernst genommen worden, so wäre qualvolles Ersticken oder Verhungern die Folge gewesen. Die Entscheidung über den Umgang mit solchen Willensäußerungen liegt letztendlich beim Arzt, die Verantwortung kann ihm nicht abgenommen werden.

Irgendwann muß sich jeder mit dem unangenehmen Thema »Sterben« beschäftigen. Das einzige, was der Mensch nicht kennt, ist der Zeitpunkt. Die Stunde des Todes wird für jeden Menschen kommen, das ist sicher.

Übrigens: Krankheit ist, wie so vieles, relativ. Das wird mir durch einen Zeitungsausschnitt und einen Besuch klar. Ein 19-jähriger hat sich beim Sport das Genick gebrochen und ist seitdem, außer am Kopf, am ganzen Körper gelähmt. Den Elektro-Rollstuhl kann er nur über die Bewegung des Mundes steuern.

Der Besuch erzählt von seiner Bekannten, die seit fast einem Jahrzehnt krank ist und Multiple Sklerose in einem sehr schlimmen Stadium hat. Sie ist, außer am Kopf, vollständig gelähmt, kann also nur noch passiv im Rollstuhl bewegt werden. Außerdem sind die Blase und der Schließmuskel gelähmt. Sie ist blind, kann nicht sprechen und wird durch eine Sonde ernährt. Diese Behinderungen übersteigen mein Vorstellungsvermögen.

Soweit ich weiß, ist in keinem der beiden hier geschilderten Fälle jemals eine dauerhafte Besserung eingetreten. Dürfen wir dem Patienten die Hoffnung nehmen? Nein, ich meine, das dürfen wir nicht. Wird einem Menschen die Hoffnung genommen, so wird er getötet.

November 1997

Eine kleine Abhandlung über die Zeit

Als Physiker weiß ich genau, wie die Zeit definiert ist: Als Basiseinheit wird die Sekunde genommen, die als das Soundsovielfache der Zeit definiert ist, die ein bestimmtes Atom benötigt, um vom angeregten Zustand in den Grundzustand zurückzukehren. Das ist aber nicht die Zeit, die ich meine.

Es muß mehrere Begriffe von Zeit geben. Ich besitze eine Eigenzeit, wie auch kleine Kinder und alte Menschen, welche sich nicht den Uhren unterordnen will. Überblicke ich die letzten drei Jahre meiner Krankheit, so ist die Zeit sehr schnell vergangen. Jedes Jahr verging wie eine Sekunde und jede Sekunde wie eine Unendlichkeit.

Der Beginn der Erkrankung war begleitet von einem völligen Realitätsverlust. Ich habe lange darüber nachgedacht, was die Ursache hierfür war. Ein Grund ist sicherlich der totale Verlust der Eigenzeit gewesen. Ich habe damals die meisten Stunden geschlafen, gleichgültig ob Tag oder Nacht. Eigenzeit ist verknüpft mit elementaren Vorgängen wie Nahrungsaufnahme und Verdauung. Sind diese Prozesse ge-

stört, so geht die Eigenzeit und damit der Realitätssinn verloren. Erst nach und nach kehrte das Gefühl
für die Zeit zurück, im gleichen Maße wie der Verlust
der Realität verschwand.

Die Zeit als Eigenzeit hat eine neue Dimension
bekommen, die Qualität. Die Zeit, so quälend langsam
sie auch manchmal vergeht, die Zeit ist Lebenszeit,
meine Lebenszeit. Leben um jeden Preis aber ist
sinnlos. Ich habe durch die Krankheit gelernt, wo
meine Grenzen liegen. Zeit ist verknüpft mit Leben
und dieses mit der Qualität des Lebens. Darin liegt
gerade das Wesen der Eigenzeit.

Wir leben in der Zeit. Wir sind es, die der Zeit erst
einen Sinn geben. Eine Definition, die den Betrachter
nicht einschließt, wie ich sie in der Naturwissenschaft
kennengelernt habe, erscheint mir sinnlos.

Ich werde nachdenklich. Andere Menschen und
Lebewesen müssen ein Verständnis von Zeit haben,
das von meinem verschieden ist. Welche Eigenzeit,
welches Gefühl der Zeit besitzt eine Riesenschildkrö-
te, die sich langsam bewegt und älter als der Mensch
wird?

Die Zeit wird in Vergangenheit, Gegenwart und
Zukunft eingeteilt. Wir Menschen haben Dokumente
von der Vergangenheit, aber keine Kenntnisse von der
Zukunft. Wir wissen zum Teil, woher wir kommen,
aber nicht, wohin wir gehen. Wahrscheinlich sind wir
nur Wesen des Übergangs.

Übrigens: Mein Erlebnis ist für einen Physiker der wohl größte Versuch seines Lebens. Er ist das Objekt des Experimentes und Experimentator in einer Person. Der Unterschied zu einem physikalischen Versuch ist nur, daß ich mir keinen Fehler erlauben kann.

November 1997, überarbeitet März 1998

Rückblick

Betrachtet man den Zeitraum vom Ereignis des Stamm- und Kleinhirninfarktes im März 1995 bis zum März 1998, hat sich mein Gesundheitszustand kontinuierlich und stetig verbessert. Zu keiner Zeit trat ein Stillstand oder gar ein Rückschritt ein. Das Tempo, mit dem der Gesundungsprozeß abläuft, ist leider so langsam, daß für die Gegenwart keine Aussagen getroffen werden können und unbekannt ist, ob der Prozeß zum Stillstand gekommen ist. Dadurch wird die Krankheit so unangenehm für die Betroffenen.

Nach langen Krankenhaus- und Klinikaufenthalten soll der Patient einerseits wieder in das »normale« Leben, den Alltag, zurückgeholt werden. Andererseits muß vermieden werden, dieses Leben mit allen Einschränkungen so darzustellen, als wäre es die Normalität und als wären keine Fortschritte mehr zu erwarten. Ein Balanceakt, der nicht immer gelingt – eine schwere Zeit für alle am Rehabilitationsprozeß beteiligten Personen.

Als ich mit diesen Texten begann, konnte ich unter

Aufsicht einige wenige Meter am Stock gehen, mittlerweile, nach über anderthalb Jahren, ist es mir möglich, in orthopädischen Schuhen am Stock durch die Wohnung zu gehen – jedenfalls solange sich eine andere Person in der Wohnung aufhält. Und ich kann – falls ich festgehalten werde – einen knappen Kilometer zurücklegen.

Inzwischen ist meine Aussprache für jede Person verständlich. Spontanäußerungen sind aber dennoch selten, zu frustrierend der Gedanke, nicht verstanden zu werden.

Die Krankheit beginnt mit der Lähmung des gesamten Körpers, der schlimmsten vorstellbaren Behinderung. Die Bewegung der Augen stellt die einzige Möglichkeit der Kommunikation dar: Locked-in. Die Krankheit hat mich an die Pforten des Todes geführt. Ich wurde abgewiesen, aber durfte einen Blick auf das Jenseits werfen. Schmerzhaft ist mir bewußt geworden, daß ich sterblich und vergänglich bin. Irgendwann wird mein Herz unwiderbringlich zum letzten Mal schlagen.

Hat man den Anfangszustand verlassen, so muß man laufen, reden und essen lernen. Währenddessen sind diese Texte entstanden. Bei mir trat von Beginn der Erkrankung an eine starke Verbesserung des Gesundheitszustandes ein. Die Erkrankung ist schwer, aber behandelbar. Wer eine geradezu unendliche Geduld aufbringt, wird am Ende belohnt werden. Ein Weg voller Dornen.

Obwohl die professionelle Therapie sehr wichtig für mich ist, möchte ich betonen, daß ich ungefähr die gleiche Zeit zusätzlich in meiner Freizeit übe, was gegenwärtig mehrere Stunden täglich sind. Der frühe und massive Einsatz der Therapie und das eigene Üben sind meines Erachtens dafür verantwortlich, daß ich nach einigen Monaten die Locked-in-Phase verlassen konnte und mich verbessert habe.

Worin besteht das Wesen des Menschen? Die Krankheit hat mich auf die nackte Existenz zurückgeworfen. Sollte der Mensch doch die Krone der Schöpfung sein? Ich bin der Antwort etwas näher gekommen.

Warum geht mir bloß dieses Lied nicht aus dem Kopf: »This is the end, the very, very end.«*

Dezember 1997, überarbeitet im März 1998

---

* Das Lied stammt von den Doors (1967). Übersetzt bedeutet das etwa »Das ist das absolute Ende«, aber auch »Hier ist jetzt wirklich Schluß«.

Anhang

Christine Kühn
Die Perspektive der Angehörigen

Als ich meinen Lebensgefährten Karl-Heinz Pantke ins Krankenhaus gebracht hatte und nach einer endlos dauernden Nacht die Diagnose erfuhr, war es, als ob mir der Boden unter den Füßen weggerissen würde. Ich hoffte, mich »nur« in einem Alptraum zu befinden, aber es war die Realität! Beruhigungsmittel, die mir angeboten wurden, nahm ich nicht, denn ich wollte einen klaren Verstand behalten. Glücklicherweise hatte mich eine gute Freundin ins Krankenhaus begleitet, die die ersten Verhandlungen mit den Ärzten führte. Eine andere Freundin, deren Sohn nach einem Schlaganfall einige Zeit im Koma verbracht hatte und wieder gesund geworden war, sagte die für mich entscheidenden Sätze:»Du darfst nicht aufgeben! Neurologen sehen die Dinge eher negativ, auch uns haben sie kaum Hoffnung gemacht. Das Wichtigste ist jetzt, daß er sofort intensive Therapie bekommt. Sorg' dafür, daß er sie bekommt, so viel wie möglich.« Noch am selben Vormittag hatte ich ein Gespräch mit dem Chefarzt und forderte zweimal am Tag Physiotherapie. Der

Arzt schaute mich sehr skeptisch an, ich glaube, er hatte Mitleid mit mir. Am nächsten Tag bekam mein Lebensgefährte die erste physiotherapeutische Behandlung.

Ich blieb die meiste Zeit im Krankenhaus, auch nachts; das Leben von Karl-Heinz hatte absolute Priorität. Ich war damals beruflich nicht an feste Arbeitszeiten gebunden, und wäre ich es gewesen, hätte ich mich »krank schreiben« lassen müssen, da ich sowieso nicht in der Verfassung gewesen wäre, einem Berufsalltag nachzugehen.

Der Mut der Verzweiflung ließ mich tätig werden und nicht in passive Resignation verfallen. Wann immer ich das Krankenzimmer verließ, packte mich eine abgrundtiefe Verzweiflung und Unruhe. Nur an seinem Bett wurde ich ruhig, konzentriert, ich verstand intuitiv, was ich tun sollte. Es stellte sich bald eine gleichsam telepatische Verbindung zwischen uns ein. Wenn er nicht schlief, kommunizierten wir über seine Augen miteinander (Augen auf = ja; Augen zu = nein), ich sprach ihm selbstverständlich Mut zu; ich streichelte und massierte ihn bzw. bewegte alle seine Körperteile, denn er konnte seinen ganzen Körper fühlen und war für jede Berührung dankbar. Ich stellte mich völlig auf seine Ruhe- und Wachphasen ein. Manchmal las ich ihm aus dem Roman »Nachtflug« von Saint-Exupérie vor. Ich plazierte unsere Küchenuhr für ihn gut sichtbar, damit er immer die Zeit erkennen konnte. Auch hängte ich Zeichnungen und farbige Arbeiten von mir auf, die ich auf einer gemeinsamen Chinareise gemacht hatte, damit er nicht immer auf weiße Wände starren mußte.

Ich versuchte, seine Krankheit zu verstehen. Seine Ärztin zeigte mir anhand eines Anatomie-Atlanten die betroffene Stelle. Später verglich ich diese mit den Röntgenbildern. Die Gewebezerstörung war groß, und nach Lehrmeinung der Ärzte kann das Gehirn seine Substanz nicht regenerieren, geschweige denn vergrößern. Lediglich das Wachsen neuer Synapsen wird den Nervenzellen zugestanden. Ich wollte schon damals nicht glauben, daß ausgerechnet das menschliche Gehirn, dessen Zellen genau dieselben genetischen Informationen wie jede andere Organzelle haben, nicht in der Lage sein sollte, Zellen neu zu bilden. Ausgerechnet der Mensch, der von allen Säugetieren zur höchsten Denk- und Lernleistung auch noch im hohen Alter befähigt ist, sollte ein Gehirn besitzen, dessen Substanz ab dem 15. bis 20. Lebensjahr nur abnimmt? Ich erinnerte mich an das Sprouting von Nervenzellen des frühkindlichen Gehirns, vor allem an die Tatsache, daß Kinder, die viel, vor allem auch körperliche Zuwendung bekamen, schneller und besser lernten. Die Pädagogik der Maria Montessori lehrt, welche große Rolle der Tastsinn beim Erlernen motorischer Fähigkeiten spielt und wie das ständige Wiederholen derselben Bewegung zu deren Perfektionierung führt. Ich kam zu dem Schluß:

Ich muß Karl-Heinz stimulieren und die Bewegungen müssen immer wiederholt werden. Ich muß dafür sorgen, daß er so viel Physio- und Ergotherapie wie möglich bekommt.

Ich fand die Therapeuten vom ersten Moment an sympathisch. Mir war klar, daß nur sie durch ihre Arbeit seinen Zustand verbessern konnten. Sie zeigten mir Übungen, und ich trainierte mit Karl-Heinz praktisch den ganzen Nachmittag. Frau Pappadimitriou, die Cheftherapeutin, berichtete mir von einem anderen Locked-in-Patienten, den sie vor Jahren erfolgreich behandelt hatte. Dieser Patient war von seinem Bruder in ähnlicher Weise umsorgt worden wie ich es tat, und sein Zustand hatte sich verbessert. Ihre Schilderungen haben mir entscheidend geholfen, den Mut nicht zu verlieren. Bis heute haben wir einen freundschaftlichen Kontakt zu Frau Pappadimitriou. Alle Therapeutinnen und Therapeuten, von denen Karl-Heinz behandelt wurde, waren sehr engagiert. Ohne sie wären ein Verlassen des Locked-in-Zustands und weitere Fortschritte nicht möglich gewesen.

In den ersten zehn Tagen auf der Intensivstation bekam er Physiotherapie im Bett. Schon am ersten Tag auf der Neurologischen Station wurde er zu meinem Erstaunen auf die Füße gestellt. Drei Therapeutinnen und ich hielten ihn aufrecht, so lange er es aushalten konnte. Vier Personen waren notwendig, sonst wäre er wie ein »nasser Sack« zusammengefallen. Diese Übung machten wir, wann immer es die Therapeuten ermöglichen konnten, meist zweimal am Tag. Daneben bekam er die übliche Physiotherapie nach Bobath, nach einiger Zeit auch Logopädie und als es möglich war, ihn in einen Rollstuhl zu setzen, Ergotherapie nach Perfetti.

Nach etwa 14 Tagen konnte Karl-Heinz zum ersten Mal den Kopf leicht drehen. Ich werde diesen Tag nie vergessen: Das Zimmer war voll mit Freunden. Helge Löw, eine Freundin, war gerade gekommen und begann mit ihrer »Imaginären Therapie«*. Wir waren alle ruhig und konzentriert und beobachteten das Geschehen. Helge veranlaßte Karl-Heinz, sich auf das entsprechende Körperteil, das sie gerade berührte, zu konzentrieren und erklärte ihm genau, welchen Weg die von ihr gesetzten Impulse gehen, um im Gehirn anzukommen und welchen Weg sie gehen müssen, um den entsprechenden Part des Körpers in Bewegung zu versetzen. Auf einmal drehte Karl-Heinz seinen Kopf. Wir alle jubelten und freuten uns sehr. Ich imitierte diese Art der Therapie und übte mit ihm, wann immer es möglich war. Die Fähigkeit, sich über mehrere Stunden konzentrieren zu können, hat bei Karl-Heinz auch diese Art von Therapie erfolgreich werden lassen.

Einige Wochen später war er mit Mühen in der Lage, mit dem rechten großen Zeh zu wackeln. Es ging zunächst nicht immer. Häufig konnte er den Zeh erst

---

* Gemeint ist hier die Körperbewußtseinstherapie nach Elsa Gindler.

bewegen, nachdem ich ihn hin und her bewegt hatte oder er nach vergeblichen Versuchen in heftiges Weinen ausgebrochen war, so daß die Ärzte zunächst glaubten, es handele sich nur um eine Reflexbewegung; diese »Reflexbewegung« wurde aber bald zu einer echten willentlichen Bewegung. Später konnte er dann das rechte Bein im Bett hochziehen. Fast alle Bewegungen waren zu Beginn nur während heftiger Gefühlsäußerungen möglich. Es ist ein Glück, daß Karl-Heinz weinen konnte. Heute lacht er oft, während er übt; es fällt ihm so leichter, die Bewegungen zu vollziehen.

Auch die Ereignisse eines heißen Sommernachmittags habe ich noch gut in Erinnerung: Unser Freund Amos Weisz kam zu Besuch. Er konnte Karl-Heinz von allen Freunden am besten verstehen, denn er selbst hatte ein Schädeltrauma durchlebt. Amos saß vis-à-vis in der Zimmerecke. Er war in sich gekehrt. Ich war überzeugt, daß er betete und wagte nicht, ihn anzusprechen. Karl-Heinz lag entspannt auf seinem Bett; er schlief aber nicht. Es breitete sich eine Stille im Raum aus. Ich weiß nicht, wie lange das so war; plötzlich sah ich , daß Karl-Heinz seine rechten Finger bewegen konnte und er bewegte sie wieder und wieder. Ich wußte, daß ein Wunder geschehen war.

Durch das Bewegen des rechten Zeigefingers war Karl-Heinz bald in der Lage, eine Klingel zu betätigen, wenn man die Hand richtig plazierte; die Hand selber konnte er noch nicht gegen das Gewicht anheben. Ich fertigte eine Buchstabentafel an, nach Konsonanten und Vokalen getrennt, und es begann der mühsame Weg des Buchstabierens, indem ich den rechten Arm unterstützend hielt und er versuchte, mit dem Zeigefinger den entsprechenden Buchstaben zu treffen.

Trotz der täglichen Besuche von Freunden waren die ersten vier Monate nicht nur für Karl-Heinz, sondern auch für mich die Hölle.

Unsere Freunde haben besonders in den ersten Monaten einen unverzichtbaren Beitrag geleistet, sei es beim Umsetzen vom Bett in den Rollstuhl und zurück, beim Besorgen von Dingen, die benötigt wurden (ich war nicht in der Lage, ein Geschäft zu betreten), oder natürlich durch ihren liebevollen Zuspruch. Durch die kluge Vermittlung einer Freundin gelang es uns, Karl-Heinz nach vier Monaten auf die Früh-Reha-Station des Krankenhauses Zehlendorf zu verlegen, wo er neben guter therapeutischer Behandlung eine rehagerechte und liebevolle Krankenpflege erhielt, die seine Entwicklung um Riesenschritte voran brachte, so daß er nach einem halben Jahr »rehafähig« wurde.

Die Schwestern auf dieser Station halfen aktiv am Rehabilitationsprozeß mit, und auch die Angehörigen wurden angeleitet. Alle waren äußerst fürsorglich und gingen auf die individuellen Wünsche der Patienten ein. Ich kam von nun an nur noch nachmittags und blieb bis abends gegen 22 Uhr, der Vormittag war ohnehin mit Therapien ausgefüllt. Trotz seiner Fortschritte hatte Karl-Heinz Selbstmordgedanken; er wollte nicht »im Rollstuhl enden«. Ich machte mir große Sorgen, und jeden Abend, bevor ich ging, mußte er mir versprechen, »es nicht zu tun«.

Zu diesem Zeitpunkt trat ich eine Koordinationstätigkeit an, um Geld zu verdienen. Von meiner Arbeitsstelle fuhr ich dann direkt ins Krankenhaus Zehlendorf. Meinem Beruf als Bildende Künstlerin konnte ich zu diesem Zeitpunkt nur stundenweise – vorwiegend nachts – nachgehen. Dennoch habe ich es geschafft, ab März 1996 meine Ausstellungstätigkeit bedingt wieder aufzunehmen.

Täglich fuhren wir im Rollstuhl nach draußen zum Trainingsparcour der Querschnittsgelähmten. Dort gab es eine etwa 20 Meter lange schräge Ebene mit Handläufen auf beiden Seiten. Wir übten das Stehen, und er stand so lange und so oft er es aushalten konnte. Seine beiden Arme lagen über meinen Schultern, und er hielt seinen linken Arm mit der rechten Hand fest. Ich stand frontal vor ihm. Da wir gleich groß sind, stand er gerade.

Ich erinnere mich gut an seine ersten Schritte: Es war der 1. September, also fünf Monate nach dem Ereignis. Das rechte Bein konnte er schon gut bewegen, wir übten Gewichtsverlagerung von einem Bein auf das andere. Karl-Heinz hielt sich mit der rechten Hand am Geländer fest; ich legte seinen linken Arm um meinen

Hals über meine linke Schulter und faßte mit meiner rechten Hand um seine Hüfte, um ihn fest zu halten. Mit meiner linken Hand hielt ich seinen linken Arm fest, sonst wäre er wieder runter gerutscht. Dann verlagerten wir sein Gewicht auf die rechte Seite, und ich schob mit meinem rechten Fuß seinen linken Fuß ein Stück nach vorn. Nun wurde das Gewicht nach links verlagert und er macht einen Schritt mit dem rechten Bein. Diese mühselige Prozedur vollzogen wir mehrmals täglich. Nach genau 14 Tagen konnte er auch das linke Bein langsam aus der Hüfte heraus nach vorne setzen, ohne daß ich mit meinem Bein nachhelfen mußte. Nach einem halben Jahr war er in der Lage, die lange Schräge auf dem Trainingsparcour hoch und runter zu laufen, ich mußte ihn allerdings nach wie vor links unterstützen. Damit Karl-Heinz auch das Beugen seines linken Knies lernt, begannen wir einige Monate danach mit dem Treppensteigen. Natürlich mußte ich ihn auch hierbei links unterstützen.

Erstaunlich fand ich die Tatsache, daß Karl-Heinz zuerst den recht komplexen Vorgang des Gehens wieder erlernte, bevor er das linke Bein selektiv bewegen konnte. Er hat also durch das Ritual des Gehens die Einzelbewegung des linken Beins wieder erlernt. Ich glaube, daß das Spüren des Körpergewichts durch das frühzeitige Stehen und Gehen eine große Rolle beim Rehabilitationsprozeß gespielt hat. Nach wie vor war und ist das Halten des Gleichgewichts sein Hauptproblem.

Das Sprechen übten wir abends im Bett: Ich las einige Worte vor, er sprach sie nach. Wir lasen aus Fontanes »Wanderungen durch die Mark Brandenburg«.

In der Klinik Berlin, also ein Jahr nach seinem Infarkt, war er in der Lage, am Rollator zu laufen. Täglich übten wir viele Stunden entweder in der Klinik oder im Klinikpark bzw. übten das Treppensteigen, so daß er bei seinen Wochenendbesuchen zu Hause die vier Treppen zu unserer Wohnung selber, wenn auch mit Hilfe, hinaufgehen konnte.

Nachdem Karl-Heinz nach Hause entlassen wurde, kam seine Mutter nach Berlin, um ihn vormittags zu versorgen und vor allem, um mit ihm zu üben, da ich ja weiterhin voll im Berufsleben stehe. Bis heute bekommt er dreimal die Woche Physiotherapie, zweimal Ergotherapie und zweimal Logopädie. Das tägliche Übungsprogramm dauert etwa fünf Stunden. Die übrige Zeit verbringt Karl-Heinz am Computer.

Fazit: Stelle ich mir die Frage, warum Karl-Heinz sich entgegen der Prognose der meisten Ärzte und im Vergleich zu den meisten anderen Patienten so gut entwickelt hat, dann komme ich zu dem Schluß:

1. Die permanente Anwesenheit einer ihm nahestehenden Person stärkte seinen Überlebenswillen.

2. Eine fachlich qualifizierte Intensivmedizin in den ersten Tagen und insbesondere die nach 48 Stunden begonnene passive Physiotherapie beeinflußten den Verlauf der Erkrankung positiv.

3. Die außerordentlich gute und intensive Arbeit engagierter Physio- und Ergotherapeuten und auch Logopäden während der letzten vier Jahre (insbesondere das frühe Stehen ab dem 12. Tag) und die zusätzliche Therapie bzw. das überdurchschnittliche Maß an Übungsstunden von privater Seite waren für den Gesundungsprozeß elementar wichtig.

Ich behaupte, daß nicht jeder Locked-in-Patient im derzeitigen Pflege- bzw. Rehasystem die für ihn dringend notwendige, ausreichende Betreuung bekommt, um den Locked-in-Zustand verlassen zu können. Darin liegt meines Erachtens der Grund, weshalb statistisch gesehen die Prognosen zur Besserung der gesundheitlichen Verfassung von Locked-in-Patienten weit hinter dem, was Karl-Heinz erreicht hat, zurückfallen.

Der unseres Erachtens zu empfehlende Therapieplan während der Locked-in-Phase: (pro) Woche 8–10 Stunden Physiotherapie (inkl.) Stehübung; 23 Stunden Ergotherapie nach Perfetti; 4 Stunden Logopädie; 2–3 Fußreflexmassagen und 2mal Darmmassage. Private Therapie: ca. 6 Stunden »Imaginäre Therapie« (nach Elsa Gindler) sowie mehrere Stunden täglich passives Bewegen bzw. massieren aller Körperteile.

Der Plan nach Verlassen der Locked-in-Phase: vormittags 5 Stunden Physiotherapie, 3 Stunden Logopädie, 5 Stunden repetatives Armtraining; nachmittags (privat) 30 Stunden Bewegungsübung (inkl. Laufen) und 7 Stunden Sprechübungen.

Es findet häufig ein Zirkelschluß statt: Aufgrund

der schlechten Prognosen glauben die Neurologen oft nicht an eine Verbesserung des Zustands und sind sich nicht sicher, ob sich ein hoher therapeutischer Einsatz, ja sogar lebensverlängernde Maßnahmen überhaupt lohnen!

Ein Locked-in-Patient sollte aber mindestens eine nur für seine Pflege zuständige Person zugeteilt bekommen, zum Beispiel einen Zivildienstleistenden, der die Aufgaben übernimmt, welche bei meinem Lebensgefährten die Angehörigen übernommen haben. Hier wird sonst eine wichtige Chance vertan. Zudem gebietet es die Menschlichkeit, einen Patienten, der in solch einer Lage ist, nicht viele Stunden des Tages mit seinem schweren Schicksal allein zu lassen oder gar seinen Tod – zum Beispiel herbeigeführt durch unterlassene Hilfeleistung – in Erwägung zu ziehen. Die Gabe von ruhigstellenden Medikamenten kann keine Alternative dazu darstellen, denn sie behindert den Impulsfluß in den Neuronen, der ja gerade angeregt werden soll, und beeinträchtigt den Lebenswillen. Es muß alles getan werden, um einen Locked-in-Patienten am Leben zu erhalten. Das Recht auf Leben und Verbesserung des Gesundheitszustandes muß jedem Menschen, unabhängig von Alter, Grad und Dauer seiner Behinderung, zugestanden werden.

Tips zur Unterstützung der Pflege von Locked-in-Patienten

Natürlich müssen die Ärzte die medizinischen Interventionen vornehmen, und das Pflegepersonal ist für die pflegerischen Belange zuständig. Ein Locked-in-Patient, der eigentlich eine intensive Betreuung benötigt, wird aber, sobald er selbständig atmen kann und sein Kreislauf sich stabilisiert hat, auf die neurologische Station entlassen. Hier kann er aber nicht jede Minute betreut werden und benötigt daher eigentlich eine »Sonderwache«! Da dies nicht immer möglich ist (Personalmangel), sind hier die Angehörigen in besonderer Weise gefordert. Noch so hervorragende Ärzte, Therapeuten und Pflegende können die Zuwendung einer nahestehenden Person nicht ersetzen. Außerdem sollten die Angehörigen nach meiner Erfahrung mit darauf achten, daß folgende Probleme vermieden werden:

Erstickungsgefahr

Ein Locked-in-Patient mit einer Trachealkanüle kann jederzeit ersticken, da eine erhöhte Schleimbildung das Röhrchen verstopfen kann und ein Abhusten oft aus eigener Kraft noch nicht möglich ist. Deshalb muß der Schleim nach Bedarf (häufiger als

alle zwei Stunden!) abgesaugt und die Filter sollten
regelmäßig erneuert werden. Ein solcher Patient darf
meiner Meinung nach aus diesen Gründen nicht
allein im Raum gelassen werden. Auch sollten die
Angehörigen mit darauf achten, daß eine Trachealkanüle in bestimmten Abständen entblockt bzw. nach
einiger Zeit auch ausgewechselt werden muß, sonst
kann sie festwachsen und muß operativ entfernt werden. Auch müssen Filter verwendet werden, durch die
der Patient beschwerdefrei atmen kann. Im Fall von
Karl-Heinz waren es teure Filter mit einer Papierein-
lage anstelle einer Kunststoffüllung, welche eigentlich nur für Intensivstationen vorgesehen waren.

Infektionsgefahr

Da ein Locked-in-Patient die meiste Zeit im Bett liegt
und seine Konstitution sowieso schon geschwächt ist,
sollte man dafür sorgen, daß eine Lungenentzündung
vermieden wird. Meine Mutter, eine in England aus-
gebildete Krankenschwester, die nach dem Ereignis
für einige Wochen nach Berlin kam, gab mir die entscheidenden Tips: Ich öffnete alle zwei Stunden das
Fenster, nachdem ich Karl-Heinz gut zugedeckt hatte.
Auf keinen Fall darf Zugluft entstehen. Da Karl-
Heinz stark schwitzte, besonders während des ersten
heißen Sommers, achtete ich darauf, daß der sich
bildende Schweiß durch Baumwollhemden aufgeso-
gen wurde, die ich wechselte, sobald sie feucht wurden

(mehrmals am Tag). Auch hatte ich immer ein Handtuch bereit, um ihn trockenzureiben. Zusätzlich rieb ich mehrmals am Tag seinen Rücken mit Franzbranntwein ab. So viel wie möglich setzten wir Karl-Heinz aufrecht ins Bett oder später in den Rollstuhl, um ihm ein besseres Durchatmen zu ermöglichen. Eine Lungenentzündung konnte bei Karl-Heinz vermieden werden.

Leider bekam er aber einige Tage nach dem Einsetzen des Blasenkatheders eine Blaseninfektion mit hohem Fieber und infolge eines unverträglichen Antibiotikums eine Allergie. Ein anderes Antibiotikum wirkte dann. Um weiteren Antibiotikabehandlungen aus dem Wege zu gehen und eine Resistenz zu verhindern, erhielt ich wiederum von meiner Mutter den Tip, der Ärztin vorzuschlagen, ein Säuerungsmittel zu verabreichen, welches die Bakterienbildung in der Blase verhindern helfen sollte. Er bekam dann Acimethin verordnet (die Tabletten wurden mit einem Mörser zerstoßen und in Flüssigkeit gelöst in die Magensonde gegeben). Es trat keine weitere Blaseninfektion auf.

Wundliegen

Bei einem Patienten, der sich nicht selbstständig drehen kann, besteht immer die Gefahr des »Wundliegens«. Um dies zu verhindern, wird er in ein Luftkammerbett gelegt und muß laut Verordnung alle zwei Stunden umgelagert werden. Karl-Heinz fand es oft unerträglich zwei Stunden auf der selben Seite zu liegen, und so lagerte ich ihn zwischendurch öfters um, wobei ich sorgfältig darauf achtete, daß sich keine Druckstellen bildeten; solche sollte man mit entsprechenden Salben vorbeugend behandeln und ein Liegen darauf für einige Zeit vermeiden.

Vermeidung von Spitzfüßen

Bei Patienten, die nicht laufen können, besteht die Gefahr, daß sich die Fersensehnen verkürzen, weil die Füße im Bett nach vorne überhängen. Wir versuchten dieses Problem zu vermeiden, indem wir Karl-Heinz für einige Stunden am Tag leichte, über die Knöchel gehende Lederschuhe (Baseballschuhe) anzogen.

Berlin-Schöneberg, April 1999
Christine Kühn

Reaktionen auf die Rundbriefe

Als Resonanz auf meine Rundbriefe habe ich eine wahre Flut von Zuschriften erreicht, die mir deutlich zeigen, daß meine Leserschaft regen Anteil an dem Krankheitsverlauf nimmt. Jede Zuschrift nimmt mir auch etwas ab von der Last der Krankheit. Mehrere Titelvorschläge für das Buch standen in den Briefen zur Diskussion, aber es konnte auch ein Titel frei gewählt werden. Nachstehend einige der Zuschriften:

Nur wenigen Leuten geschieht, was Dir geschehen ist, lieber Kalle. Noch sehr viel weniger Leute haben die Chance, damit arbeiten und weitere Erfahrungen machen zu dürfen. Es bedeutet eine große Bereicherung für mich, auf diese Weise Anteil nehmen zu dürfen, was Du erlebst, und ich wünsche Dir, daß Deine Entwicklung so weit geht, wie Du es Dir wünscht! »Unser Körper ist unser Garten, unser Wille sein Gärtner.«

Linda Scheckel

Nach dem Leben und vor dem Tod – Locked-in
Beate Bolduan-Päthe und Dieter Päthe
Dr. Detlev Oberhauser
Gudrun Kühn, Emmendingen

»Nach dem Leben und vor dem Tod« – Ich weiß genau, was Sie alles in diesen Titel hineinlegen. Aber für mein Empfinden trifft es nicht das, weil er so hoffnungslos klingt. Was mich über alle Maßen beeindruckt, ist – bei aller Schwere für Sie – Ihre Energie, Ihr Wille und Glaube an sich selber, nicht aufzugeben oder sich von anderen und sogar Fachkräften auf eine Schiene setzen zu lassen, die Ihren Weg bestimmt. Sie werfen alle Prophezeiungen über den Haufen und schaffen sich einen ureigenen, wohl kaum dagewesenen Weg!
Gudrun Steeger, Krankenschwester im
Krankenhaus Zehlendorf

Meine ärztliche Tätigkeit im Rehabilitationsbereich findet durch Sie Rückhalt und Motivation. Lassen Sie mich es deutlich sagen, daß ich gestärkt durch Sie manches an Kraft und Energie aufbringe, – auch in Auseinandersetzungen im Kollegenkreis! – um weiterhin so zu arbeiten, besser zu arbeiten, besser zu werden.

Dr. Eike Bismark,
Arzt im Krankenhaus Zehlendorf

Locked-in. Mein langer Weg zurück ins Leben.

Heinz-Werner Simson

Locked-in. Mein Weg durch die Hölle.
Locked-in. Traum oder Wirklichkeit?
Locked-in. Mein Weg ins Ungewisse.
Locked-in. Ein Weg voller Dornen.

Erika und Kurth Conrad

Locked-in. Ein langer Weg zurück ins Leben
Locked-in. Gib niemals auf, Du schaffst es.
Locked-in. Mein beharrlicher Kampf gegen den Rollstuhl.

Ruth und Karl Pantke

Locked-in

Dr. Stefan Zott

Sie vermitteln Eindrücke von Ihrem schweren Schicksal, die jedem Leser sicher nahegehen. Wahrscheinlich leben ja doch die meisten Menschen insgeheim mit der Angst, etwas Ähnliches könnte auch ihnen widerfahren. Man befaßt sich auf diese Weise mit einem Thema, das man sonst lieber verdrängt, weil es so beängstigend ist und gewinnt dabei das Gefühl, sich des eigenen Lebens und dessen Vergänglichkeit wieder bewußter zu werden.
Faszinierend ist Ihre enorme Willenskraft, dank der Sie es geschafft haben, im wahrsten Sinne des Wortes

167

»wieder auf die Füße zu kommen«. Sie können damit
vielen anderen Mut machen, nicht nur Patienten,
sondern Menschen, die von weniger schweren
Schicksalsschlägen aus der Bahn geworfen werden.

Dr. Ina Schicker, Redakteurin Journal
Geriatrie Praxis

Ihre Texte sind eine Bereicherung für mich und
meine therapeutische Arbeit. Noch nie hatte ich in
20jähriger Berufstätigkeit die Möglichkeit, so pla-
stisch und nachvollziehbar Einblick in das Erleben
einer Krankheit, deren Verlauf und Entwicklung zu
nehmen, obwohl ich Teil dieser Entwicklung bin. Viel
zu selten ist man als »Profi« in der Situation, die
Empfindungen der Patienten zu erfahren, wenn sie
sich mißverstanden, bevormundet, über- oder unter-
fordert fühlen. Ich halte diese Informationen für sehr
wichtig und meine, daß Sie Ihre Geschichte und
Gedanken unbedingt allen, insbesondere Menschen
im therapeutischen und pflegerischen Bereich, zu-
gänglich machen müßten. Als Titel für die Veröffent-
lichung halte ich »Locked-in« für perfekt.

Marita Storim, meine gegenwärtige
Ergotherapeutin

Locked-in, oder wie ich in dem Körper eines Säug-
lings gestrandet bin.

Heidrun Berlin, meine gegenwärtige
Krankengymnastin

Medizinische Fachbegriffe

Akkommodation	Fähigkeit des Auges zur Scharfeinstellung
Apallisches Syndrom	Funktionsausfall der Großhirnrinde, Symptome: Bewußtseinsstörung, z.B. als Koma oder schlafähnlicher Zustand mit offenen Augen, bei dem der Patient wach ist, jedoch keine sinnvollen Reaktionen, Blickfixierung oder Spontanäußerungen erfolgen (Wachkomapatient)
Aphasiker	Störung des Sprachvermögens aufgrund einer Hirnerkrankung
Arteria Basilaris	Schädelbasis-Schlagader zur Versorgung des Gehirns
Dysarthrophonie / Dysarthrie	Störung des Sprechens infolge einer Erkankung des Zentralen Nervensystems
Facilitation	Bewegungserleichterung
Hemiplegie	Halbseitenlähmung
Hypofunktion	Unterfunktion, verminderte Tätigkeit, Arbeitsleistung eines Organs
Hypotonie	Druck-, Spannungs- bzw. Tonuserniedrigung
Kinästhesie	Empfindung der Bewegung des Körpers als Qualität der Tiefensensibilität

Intubation	Einführen einer Röhre; s. a. Trachealkanüle
Läsion	unfall- oder krankheitsbedingte Organ-, Gewebs- oder Zellzerstörung mit entsprechendem Funktionsausfall
Locked-in-Syndrom	eingeschlossen; Bezeichnung für die Unfähigkeit, sich bei erhaltenem Bewußtsein sprachlich oder durch Bewegung spontan verständlich zu machen; Ausnahme: Lidschlag
Parese	Lähmung
PEG-Sonde	Magensonde, die zur künstlichen Ernährung durch den Magen dient
Phonation	Stimmgebung
Plosivlaut	Explosivlaut (z.B. »p«)
Rollator	Gehilfe bzw. Gehübungsgerät
Sprouting:	Sprossung; Art der vegetativen Vermehrung. An der Mutterzelle entsteht eine kleine Knospe; diese wird abgegrenzt oder abgeschnürt und wächst zur Größe der Mutterzelle heran.
Synergismus:	gegenseitiges Zusammenwirken; hier von Organen, zum Beispiel mehreren Beuge- oder Streckmuskeln
taktil	den Tastsinn betreffend
Trachealkanüle	Kanüle aus Kunststoff, die der Patient bei einem Luftröhrenschnitt erhält
Tracheostoma	künstliche Öffnung der Luftröhre nach außen
Tonus	Spannungszustand der Muskulatur

Vielen Dank

– an meine Lebensgefährtin, Christine Kühn,
und an meine Mutter für vielfältige Hilfestellungen.

– an die Leser der Rundbriefe für die Beteiligung an
den Portokosten; ohne ihre Unterstützung wäre das
Verschicken der Texte in diesem Umfang nicht
möglich gewesen.

– an nicht genannte Leserinnen und Leser meiner
Rundbriefe, die die Korrekturen für das Buch gelesen haben; eine Person namentlich zu erwähnen,
würde andere zurücksetzen.

– an Herrn Dr. Peretzki vom Bundesministerium für
Gesundheit und Frau Oberkirchenrätin Dr. Knüppel
von der Evangelischen Kirche in Deutschland für
ihre Kooperationsbereitschaft.

Einen Teil des Erlöses aus diesem Buch bekommen
die gemeinnützigen Vereine Telebus und VdK.
Frau Kaiser, meine ehemalige Logopädin, spendet
einen Teil ihres Erlöses den hier genannten
Organisationen. Frau Kühn verzichtet
auf ihr Honorar.
Meinen Dank.

Die Stiftung
Deutsche Schlaganfall-Hilfe

»Sie träumen davon, 100 Jahre alt zu werden – mit einem Schlag sind Sie wieder drei.« So beschreiben viele Opfer eines Schlaganfalls ihren plötzlichen Schicksalsschlag. Von einer Minute zur anderen ist in ihrem Leben nichts mehr so wie vorher. Vor allem brauchen sie für viele Monate, manchmal ihr ganzes weiteres Leben Hilfe von Angehörigen oder Pflegepersonen. Nach einer Statistik werden nur 23 % aller Schlaganfallopfer wieder völlig gesund, 30 % benötigen dauerhafte Hilfe, 16 % müssen sogar in Pflegeheimen leben. Oft sind nicht nur die Betroffenen selbst auf Unterstützung angewiesen, sondern auch ihre Angehörigen.

Über 200.000 Bürger erleiden jährlich einen Schlaganfall infolge einer plötzlichen Durchblutungsstörung im Gehirn. Jeder Fünfte der Betroffenen stirbt. Alarmierende Zahlen, die den Schlaganfall als die dritthäufigste Todesursache in Deutschland ausweisen. Trotz dieser gravierenden Lage hatte der Schlaganfall bis vor einiger Zeit keine Lobby. Dagegen anzugehen hat sich die 1992 gegründete *Stiftung Deutsche Schlaganfall-Hilfe* zum Ziel gesetzt. Sie will das vorhandene Informationsdefizit in der Bevölkerung beheben und den Schlaganfall mit seinen tückischen Folgen bekämpfen.

In der gemeinnützigen Stiftung haben sich – unter der Schirmherrschaft ihrer Gründerin Liz Mohn – erfahrene Forscher und Ärzte/innen zusammengefunden, um der folgenschweren Erkrankung entgegenzutreten. Denn jährlich könnten etwa 100.000 Schlaganfälle verhindert und das Leben von etwa 40.000 Menschen gerettet werden, wenn Warnsignale ernstgenommen, Verengungen der Halsschlagader früh erkannt und sofort geeignete Therapiemaßnahmen eingeleitet würden.

Mit der Entstehung der *Stiftung Deutsche Schlagan-*

fall-Hilfe wurde eine europaweit große Lücke in der Stiftungslandschaft geschlossen. Während für fast alle großen Krankheitsgruppen bereits Stiftungen etabliert waren, existierte für den Schlaganfall noch keine große Organisation.

In der ersten Zeit ihres Bestehens leistete die Stiftung wichtige Aufbauarbeit. Dazu zählte in erster Linie die Aufklärung der Bevölkerung über den Schlaganfall, seine Prävention, Behandlung und Rehabilitation. Hierzu entwickelte die Stiftung Broschüren und Faltblätter.

Bundesweit wurde inzwischen ein Netz von Regionalbeauftragten geschaffen. Dabei handelt es sich um Schlaganfall-Spezialisten, die Betroffenen und Angehörigen mit Rat und Hilfe zur Seite stehen. Zum Netz der Hilfe gehören auch über 150 Selbsthilfegruppen, die von der Stiftung betreut werden.

Ein wichtiger Punkt bei der Information der Bevölkerung waren und sind auch die Arzt-/Patientenseminare, die bundesweit regelmäßig von den ärztlichen Regionalbeauftragten der Stiftung durchgeführt werden.

Ein wichtiges Vorhaben der *Stiftung Deutsche Schlaganfall-Hilfe* ist die Förderung der Wissenschaft zum Nutzen der Betroffenen. Über alle Disziplinen hinweg sollen Ärzte/innen, Therapeuten, Reha-Spezialisten, Krankenhausexperten, Vertreter der Krankenkassen und Rentenversicherungen nach Verbesserungen und unkonventionellen Lösungen suchen. Dafür setzt sich die *Stiftung Deutsche Schlaganfall-Hilfe* unter anderem auch auf Kongressen und Symposien ein. 1995 hat die Stiftung erstmals einen Wissenschaftspreis ausgeschrieben, der für besondere Leistungen im Bereich der Erforschung von Krankheitsursachen, diagnostischer Verfahren und der Therapien von Hirngefäßerkrankungen verliehen wird.

Grundsätzlich wird bei der Stiftungsarbeit großer Wert auf den Kontakt zur Praxis gelegt. Ein bezeichnendes Beispiel dafür ist die erste Schlaganfall-Station an der Universität in Essen. Die Spezialstation ist seit Oktober 1994 in Betrieb. Ziel dieser Schlaganfall-Station ist es, in fachübergreifender Zusammenarbeit von Neurologen, Internisten und Röntgenärzten so schnell wie möglich die Ursache eines Schlaganfalles festzustellen. Damit kann dann rasch die richtige Therapie einsetzen und die optimale Überwachung gewährleistet werden. Des weiteren erfolgt eine enge klinische und apparative Überwachung, intensive Pflege und früh einsetzende Krankengymnastik, Sprachtherapie und Ergotherapie. Damit sollen Folgeschäden begrenzt und komplizierende Begleiterkrankungen verhindert werden.

Inzwischen konnten über 20 derartiger Schlaganfall-Stationen in Deutschland geschaffen werden. Die meisten Patienten können zwei bis drei Tage nach Einleitung der intensiven Diagnostik und Therapie auf neurologische Allgemeinstationen, Intensivstationen oder eine Frührehabilitation verlegt werden. Die Anzahl der Todesopfer durch Schlaganfall sinkt in solchen Stationen um fast 30 %, und bedeutend weniger Patienten müssen später in Pflegeheime eingewiesen werden.

Wenn Sie weitere Informationen wünschen oder Fragen haben, wenden Sie sich bitte an die:

Stiftung Deutsche Schlaganfall-Hilfe
Postfach 104
33311 Gütersloh
Tel.: 0 52 41 – 97 70 - 0
Fax: 0 52 41 – 70 20 71
www.schlaganfall-hilfe.de

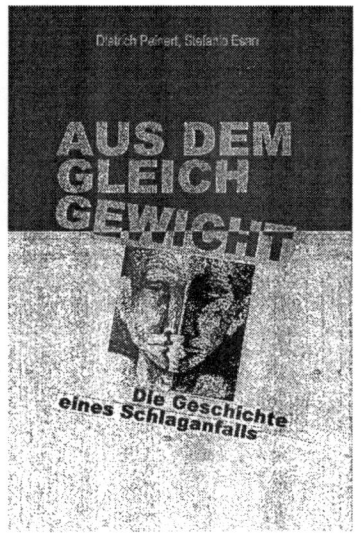

Dietrich Peinert und Stefanie Esan

Aus dem Gleichgewicht
Die Geschichte eines Schlaganfalls

158 Seiten, 29,80 DM, ISBN 3-929106-44-2
2. Auflage 1998, Mabuse-Verlag

Ein Betroffener und seine Physiotherapeutin schildern in diesem Buch Vorzeichen, Verlauf und Folgen eines Schlaganfalls und auch den Prozeß der Rehabilitation.

„Für (Noch)-Nichtbetroffene liest sich das Buch spannend wie ein Krimi.“
Darmstädter Echo

„Es ist nicht nur ein bewegender, sondern auch ein lehrreicher Bericht, lehrreich für jeden zum Beispiel, der sich plötzlich in die Patientenexistenz geworfen sieht. Ich kann mir vorstellen, daß diese dokumentierte Erfahrung von großer Hilfe sein kann.“
Siegfried Lenz

Empfohlen von der
· STIFTUNG

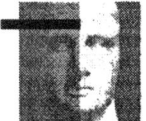

DEUTSCHE
SCHLAGANFALL
HILFE

- -

☎ 069-97 07 40 72 • Fax: 069-70 41 52 • http://www.oeko-net.de/mabuse/

Ich bestelle:
___ Expl. D. Peinert / S. Esan: **Aus dem Gleichgewicht –
Die Geschichte eines Schlaganfalls**
2. Aufl., 158 Seiten, 29,80 DM, **Best.-Nr.: 1344**

Vorname / Name

Straße / Nummer

Postleitzahl / Ort

**Mabuse-Verlag
Postfach 90 06 47
60446 Frankfurt am Main**

Ort / Datum   Unterschrift